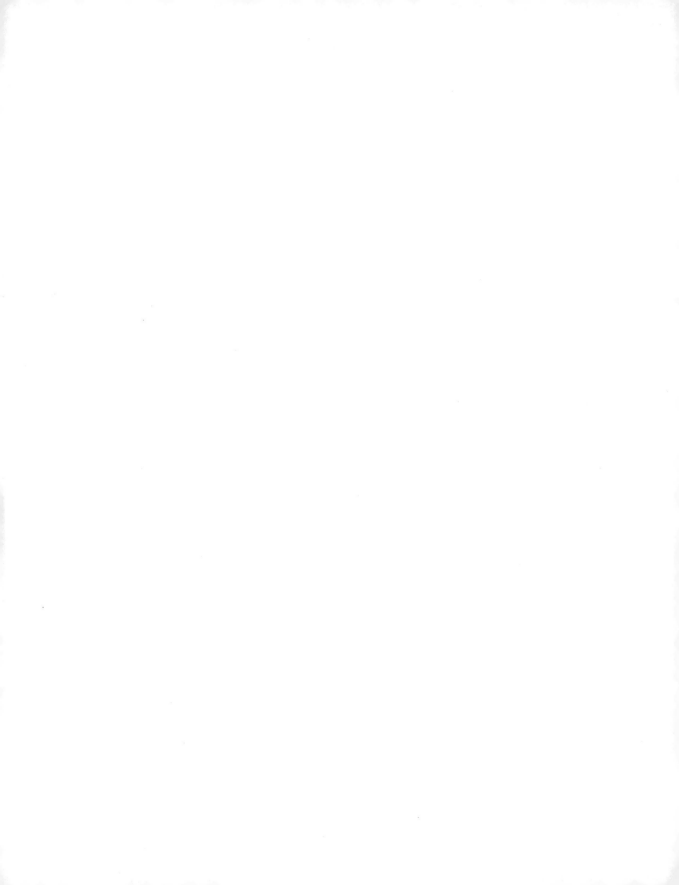

Iris Goze-Hänel · Silke Heller

Schwangerschafts- und Rückbildungsgymnastik

AUS DER HEBAMMEN-PRAXIS

Iris Goze-Hänel · Silke Heller

Schwangerschafts- und Rückbildungsgymnastik

Über 100 Übungen

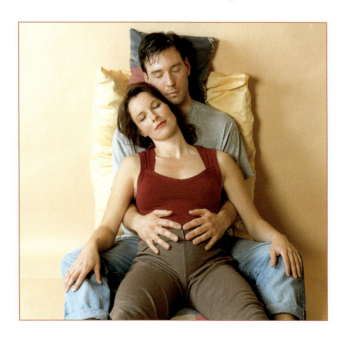

Ravensburger Ratgeber im Urania Verlag

Die Autorinnen: Iris Goze-Hänel arbeitet als Lehrhebamme an der Universitäts-Frauenklinik in Tübingen und ist seit Mitte 2001 Mutter einer Tochter.
Silke Heller ist Autorin zahlreicher Sachbücher und lebt mit ihrer Familie in Berlin.

Die Deutsche Bibliothek – CIP-Einheitsaufnahme
Ein Titeldatensatz für diese Publikation ist bei Der Deutschen Bibliothek erhältlich.

© 2001 Urania Verlag, Berlin
Der Urania Verlag ist ein Unternehmen der Verlagsgruppe Dornier.
Internet-Adressen: www.dornier-verlage.de, www.urania-ravensburger.de

Die Verwertung der Texte und Bilder, auch auszugsweise, ist ohne Zustimmung des Verlags urheberrechtswidrig und strafbar. Dies gilt auch für Vervielfältigungen, Übersetzungen, Mikroverfilmungen und für die Verarbeitung mit elektronischen Systemen.
Die Ratschläge in diesem Buch sind von Autorin und Verlag sorgfältig erwogen und geprüft, dennoch kann eine Garantie nicht übernommen werden. Eine Haftung des Herausgebers bzw. des Verlags und seiner Beauftragten für Personen-, Sach- und Vermögensschäden ist ausgeschlossen.
Die Schreibweise entspricht den Regeln der neuen Rechtschreibung.

Umschlaggestaltung: Behrend & Buchholz, Hamburg
Titelfoto: Werner Waldmann
Fotos: Werner Waldmann und Archiv Waldmann

Redaktion: Dr. Magda Antonic
Gestaltung und Satz: Ariane Sohn
Eine Buchproduktion von MediText, Stuttgart
Druck: Appl aprinta, Wemding
Printed in Germany

ISBN 3-332-01243-7

Vorweg

Schwangerschaft und Geburt sind eine Herausforderung im Leben jeder Frau und eines der großen Abenteuer. Von dem Augenblick, an dem eine Frau sicher weiß, dass sie schwanger ist, bis zur Geburt des Kindes, der ersten Begegnung zwischen Mutter und Kind, durchläuft jede Frau ein Wechselbad der Gefühle und der körperlichen Veränderungen.

Schwangerschaft heißt Neuorientierung – alles ändert sich, nichts bleibt, wie es vorher war. Die wenigsten jungen Frauen und Paare bringen heute Erfahrungen in diesem Bereich mit. Sie erleben die Schwangerschaft und die Geburt nicht mehr in engen Familienverbänden bei Tanten oder Schwestern, das heißt, es bestehen ein großer Wissensdurst und auch die Notwendigkeit, sich auf diese Ereignisse vorzubereiten.

Dieses Buch gibt Ihnen nur einen Ausschnitt des „großen Ganzen" und legt den Schwerpunkt auf die Geburtsvorbereitung und auf die Rückbildung nach der Schwangerschaft.

Ich wünsche Ihnen und Ihrem Partner eine erfüllte Zeit der Schwangerschaft mit viel Raum zum Austausch und tieferem Kennenlernen und nicht zuletzt Neugier auf das neue Leben, das da mit seiner eigenen Persönlichkeit heranreift.

Iris Goze-Hänel
Lehrhebamme an der Universitäts-Frauenklinik Tübingen
(z. Zt. im Erziehungsurlaub)

Inhalt

Vorweg — 5

Wie kann ich mich am besten auf die Geburt vorbereiten? — 8

Was passiert mit meinem Körper während der Schwangerschaft? 9 • Wozu ist Schwangerschaftsgymnastik gut? 10 • Was ist das Besondere an der Schwangerschaftsgymnastik? 11 • Schadet Sport meinem Baby? 11 • Was muss ich beim Sport während der Schwangerschaft beachten? 12 • Kann ich mich statt mit Schwangerschaftsgymnastik nicht genauso gut mit einer anderen Sportart fit halten? 12 • Warum sind die Atemübungen so wichtig? 13 • Wie sehr muss ich mich während der Schwangerschaft schonen? 13 • Worauf muss ich achten beim Heben, Tragen, Stehen, Sitzen und Liegen? 14 • Was kann ich gegen Schwangerschaftsbeschwerden tun? 16 • Was hilft gegen Rückenschmerzen? 17 • Leidet mein Baby darunter, wenn ich Angst habe? 18 • Wie kann ich mich während der Schwangerschaft am besten entspannen? 19 • Was kann ich tun, um einem Dammriss oder -schnitt vorzubeugen? 20 • Gibt es eigentlich spezielle Übungen, um Schwangerschaftsstreifen zu vermeiden? 21 • Wie hat man sich früher auf die Geburt vorbereitet? 21 • Was sind die „klassischen" Methoden der Geburtsvorbereitung? 22 • Was erwartet mich im Geburtvorbereitungskurs? 23 • Wieso soll ich einen Geburtsvorbereitungskurs belegen? Generationen von Frauen sind doch ohne ausgekommen! 23 • Wie finde ich den richtigen Kurs für mich? 24 • Haben Geburtsvorbereitungskurse einen wissenschaftlich erwiesenen Nutzen? 25 • Geburtsvorbereitung – mit oder ohne Partner? 26 • Woran merke ich, dass die Geburt beginnt? 26 • Wie verläuft die Geburt? 27 • Welche Geburtshaltungen gibt es? 31 • Welche Geburtshaltung ist die beste? 32

Welche Übungen mache ich während der Schwangerschaft? — 34

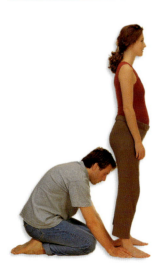

Entspannt liegen 35 • Den Atemrhythmus wahrnehmen 35 • Spüren Sie Ihr Kind 36 • Verspannungen in Schultern und Nacken lösen 37 • Durchblutung in den Beinen anregen 38 • Fußmassage mit dem Tennisball 39 • Krampfadern vorbeugen durch die „Venenpumpe" 39 • Gegen kalte Hände 40 • Verspannung in Schultern und Nacken lösen 41 • Schultern entspannen und freier atmen 42 • Schultern dehnen und entspannen 43 • Schultern entspannen und Bauchraum weiten 44 • Im Sitzen den Oberkörper entspannen 46 • Becken lockern und weiten 47 • Leistengegend und unteren Rücken entspannen 48 • Entspannt sitzen 50 • Dem Baby ins kleine Becken helfen 51 • Wirbelsäule entspannen 52 • Rücken entlasten 53 • Wirbelsäule und Schultern entspannen 54 • Rücken entlasten und das Baby wie in einer Hängematte schaukeln 55 • Entspannt stehen und Rückenschmerzen vermeiden 56 • Rücken, Nacken und Schultern entspannen 57 • Wadenkrämpfen vorbeugen 58 • Mit dem Becken kreisen 59 • Becken in den letzten Schwangerschaftswochen sanft öffnen 60 • Hocken 61 • Beckenboden trainieren 62 • Vorbereitung auf die Wehen 64 • Schaukeln im Vierfüßlerstand 65 • Sanft entspannen 66 • Rücken entspannen 67 • Im Sitzen entspannen 67 • Bequem auf der Seite liegen 68 • Entspannt aus-

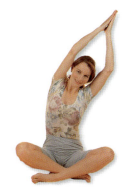

ruhen 69 • Mit dem Partner entspannen 70 • Unteren Rücken stützen 71 • Entspannende Schultermassage 72 • Unteren Rücken entspannen 73 • Kreuz massieren 74 • Muskeln rechts und links der Wirbelsäule massieren 75 • Massage zur Entspannung des ganzen Körpers 76 • Mit Hilfe des Partners Nacken und Schultern entspannen 77 • Mit Partner entspannt stehen 78 • Mit Partner Beine und Schultern entspannen 79 • Mit Partner Waden dehnen 80 • Mit Partner hocken 81 • Entspannende Kreuzmassage während der Wehen 82 • Schmerzlindernder Druck während der Wehen 83 • Schmerzlindernde Kreuzmassage während der Wehen 84 • Becken lockern 85 • Am Partner Halt suchen während der Wehen 86 • Mit Partner Hüften lockern 88 • Massage mit Tennis- oder Igelball 89 • Auf Berührung hin bewusst entspannen 90 • Entspannende Fußmassage 91 • Kopfschmerzen lindern 92 • Massage gegen Rückenschmerzen 93 • Entspannende Massage 94 • Ganzen Körper entspannen 95

Wie gehts nach der Entbindung weiter? 96

Wie verändert sich mein Körper nach der Geburt? 97 • Was muss ich nach einem Kaiserschnitt beachten? 99 • Was muss ich nach einem Dammschnitt oder -riss beachten? 99 • Was ist eigentlich das Wochenbett und wie lange dauert es? 100 • Wie geht es mir in den ersten Wochen und Monaten mit Baby? 100 • Woher kommt der „Baby-Blues" und was kann ich dagegen tun? 101 • Was ist eine postpartale Depression? Wie erkenne ich sie und was kann ich dagegen tun? 102 • Wie steht es mit dem Sex nach der Geburt? 103 • Wozu ist Rückbildungsgymnastik gut? 105 • Wann sollte ich mit der Rückbildung anfangen? 105 • Und wenn ich keine Zeit für Rückbildungsgymnastik habe? 106 • Nützt ein Rückbildungsgymnastik-Kurs wirklich etwas? 106 • Wie finde ich den richtigen Kurs für mich? 107 • Was muss ich beim Training beachten? 108 • Welche Körperregionen muss ich trainieren? 108 • Was ist der Beckenboden und warum ist er so wichtig? 109 • Wie finde ich meinen Beckenboden? 110 • Wann soll ich mit dem Beckenbodentraining beginnen? 111 • Welche Beckenbodenübungen sind für den Anfang geeignet? 111 • Was kann ich tun, um meinen Beckenboden zu schonen? 113 • Was tun, wenn man auch zwei Monate nach der Geburt Probleme hat? 113 • Wie kommt mein Bauch wieder in Form? 114

Welche Übungen sollte ich zur Rückbildung machen? 116

Kreislauf anregen im Wochenbett 117 • Für den Beckenboden 119 • Für die schräge Bauchmuskulatur 121 • Beim Aufstehen Beckenboden schonen 125 • Beckenboden aufbauen 125 • Beckenboden trainieren 126 • Beckenbodengymnastik 127 • Durchblutung im Becken anregen 131 • Brustmuskel kräftigen 132 • Training für Bauch und Beckenboden 134 • Für Bauch, Beckenboden und Po 134 • Kräftigung der Bauchmuskulatur 136 • Kräftigung von Bauch, Rücken und Beckenboden 137 • Stärkt Bauch- und Rückenmuskeln 138 • Für Bauch und Rücken 139 • Brustmuskulatur kräftigen 140 • Turnspaß mit Ihrem Baby 142

Register 144

Wie kann ich mich am besten auf die Geburt vorbereiten?

Die Vorbereitung auf die Geburt findet in erster Linie in Ihnen selbst statt: Ihr Körper und Ihre Seele stellen sich im Verlauf der Schwangerschaft ganz von allein auf die kommenden Anforderungen ein. Was Ihr Baby und Ihr Körper in den insgesamt zehn Monaten der Schwangerschaft gemeinsam leisten, ist wirklich beeindruckend. Rufen Sie sich diesen beruhigenden Gedanken immer wieder ins Gedächtnis und horchen Sie in dieser Zeit besonders intensiv in sich hinein: Was sich gut anfühlt, tut Ihnen in der Regel auch gut. Darüber hinaus können ein guter Geburtsvorbereitungskurs und gezielte Schwangerschaftsgymnastik Ihnen dabei helfen, die Geburt und die Zeit bis dahin gut zu überstehen. In einem solchen Kurs erfahren Sie viel Wissenswertes rund um die Schwangerschaft. Und Sie lernen, ganz bewusst einzelne Partien Ihres Körpers zu entspannen. Das hilft nicht nur gegen die manchmal lästigen Schwangerschaftsbeschwerden, sondern macht auch die Geburt für Sie und Ihr Baby leichter und schonender.

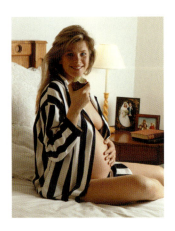
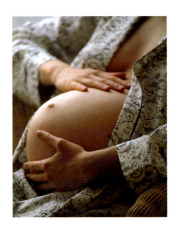

Was passiert mit meinem Körper während der Schwangerschaft?

Schon sehr früh – noch vor dem Ausbleiben der Regel und vor dem positiven Schwangerschaftstest – spüren viele Frauen, dass etwas anders ist. Und tatsächlich beginnt Ihr Körper schon lange bevor von außen etwas von Ihrer Schwangerschaft zu sehen ist, sich zu verändern. Parallel zur Entwicklung Ihres Kindes passt sich Ihr Organismus in den kommenden Monaten den „anderen Umständen" an. Alle Körperfunktionen laufen auf Hochtouren, weil ja nun zwei zu versorgen sind. Eine Schwangerschaft greift vom ersten Tag an massiv in die Vorgänge Ihres Körpers ein.

Wenn Ihre Periode ausbleibt, wissen oder ahnen Sie zumindest, dass Nachwuchs unterwegs ist. Davon abgesehen verläuft der Beginn der Schwangerschaft in der Regel unauffällig. Ab dem zweiten Monat wirds allmählich anstrengender: Viele Frauen sind in den ersten Schwangerschaftsmonaten schrecklich müde und würden am liebsten ständig schlafen. Auch mit Übelkeit haben jetzt viele zu kämpfen. Völlig normal sind auch Stimmungsschwankungen. Ihr Hormonsystem stellt sich auf die Schwangerschaft ein. Kein Wunder also, wenn Sie in der einen Minute himmelhoch jauchzen und in der nächsten zu Tode betrübt sind.

Im dritten Monat beginnt Ihr Körper, auch äußerlich die ersten Anzeichen der Schwangerschaft zu zeigen. Wahrscheinlich bekommen Sie nun öfter Komplimente, denn Ihre Haut ist jetzt wunderbar glatt, weich und rosig. Ihre Körperkonturen werden weicher und runder, der Busen wächst. Die lästige Übelkeit gehört nun bald der Vergangenheit an, allerdings macht mancher Schwangeren ein zu niedriger Blutdruck zu schaffen.

Mit dem Ende des vierten Monats hat sich Ihr Körper in der Regel voll und ganz auf die Schwangerschaft eingestellt. Die anfänglichen Beschwerden sind weitgehend überstanden und Sie fühlen sich jetzt rundum wohl in Ihrer Haut. Damit das so bleibt, können Sie viel für sich tun: Spätestens jetzt sollten Sie anfangen, regelmäßig Schwangerschaftsgymnastik zu treiben. Das Bindegewebe Ihres Bauches können Sie mit sanften Massagen und pflegenden Ölen verwöhnen. Und wenn Sie stillen möchten, sollten Sie jetzt schon damit beginnen, Ihre Brust durch ein leichtes Kneten der Brustwarzen darauf vorzubereiten. Sie können die Brustwarzen auch häufiger ins Liebesspiel mit einbeziehen.

Der fünfte und sechste Monat werden meist als die entspannteste Zeit der Schwangerschaft bezeichnet: Der Bauch ist zwar schon sichtlich gerundet, aber noch nicht im Wege. Jetzt ist der ideale Zeitpunkt, um noch einmal einen Urlaub zu zweit zu verbringen. Anstrengende Flug- oder Fernreisen, extreme klimatische Veränderungen und ein übervolles Besichtigungsprogramm sind allerdings zu viel für Sie und Ihr Baby. Weil die Muskeln und Bänder rund um die Gebärmutter jetzt immer stärker gedehnt werden, machen Ihnen nun manchmal krampfartige, ziehende oder stechende Unterleibsschmerzen zu schaffen. Wenn diese Schmerzen länger andauern oder mit Fieber oder Blutungen einhergehen, müssen Sie unbedingt einen Arzt aufsuchen. Die Bänder, die Wirbelsäule und Becken zusammenhalten, erschlaffen immer mehr – Rückenschmerzen können die Folge sein. Auch Muskelkrämpfe können ab jetzt manchmal auftreten.

Ab dem siebten Monat wird der Bauch zunehmend runder. Manchmal wissen Sie kaum mehr, wie Sie noch liegen sollen. Bewegt sich Ihr Baby in seinem engen Zuhause, können Sie das von außen immer besser beobachten: Beulen und Höcker, die über Ihren Bauch wandern, zeigen an, wo sich Ihr Kind gerade „herumtreibt". Jetzt leiden viele Schwangere unter Magendrücken und Sodbrennen, denn das Kind beansprucht immer mehr Platz in der Bauchhöhle und schiebt die mütterlichen Organe rücksichtslos zur Seite. Auch der Rücken reagiert immer häufiger mit ziehenden Schmerzen auf die steigende Belastung.

In den letzten Wochen vor der Entbindung treten häufig erste Vor- oder Senkwehen auf: Ihr Bauch wird vorübergehend hart und angespannt, und manchmal tuts auch schon etwas weh. Das ist aber kein Grund zur Sorge! Durch die Senkwehen wird Ihr Baby in die richtige Ausgangsposition für die Geburt gebracht, während die Vorwehen den Gebärmutterhals nach unten drücken und ihn so allmählich verkürzen. So fängt Ihr Körper schon lange vor der eigentlichen Geburt mit den Vorbereitungen an. Vor- und Senkwehen hören nach kurzer Zeit wieder auf. Echte Geburtswehen dagegen werden immer stärker und folgen immer dichter aufeinander.

Wozu ist Schwangerschaftsgymnastik gut?

Sie können viel für sich selbst und Ihr Baby tun, wenn Sie während der Schwangerschaft regelmäßig leichten Sport treiben. Mithilfe der Schwangerschaftsgymnastik unterstützen Sie Ihren Körper aktiv bei seiner Arbeit. Richtig angewandt, steigert die Schwangerschaftsgymnastik Ihr allgemeines Wohlbefinden und bereitet Sie optimal auf die Entbindung vor. Viele typische Schwangerschaftsbeschwerden lassen sich mit gezielten Gymnastikübungen vermeiden oder sanft und natürlich lindern.

Durch die Übungen lernen Sie außerdem Ihren Körper besser kennen. Regelmäßige Schwangerschaftsgymnastik ist zwar keine Garantie für eine leichte Geburt. Aber wer Vertrauen zu seinem Körper hat, auf die Geburtsschmerzen vorbereitet ist und gelernt hat, mit ihnen umzugehen, hat weniger Angst vor der Entbindung.

Nicht zuletzt tun Sie mit regelmäßiger Schwangerschaftsgymnastik auch noch etwas für die optimale Versorgung Ihres Babys. Sie werden merken, dass es die regelmäßigen Turnstunden genießt: Wenn Sie tief atmen, wird Ihr Kind besonders gut mit Sauerstoff versorgt und quittiert das häufig mit lebhaftem Strampeln. Die sanften, gleichmäßigen Bewegungen bei anderen Übungen hingegen wiegen es ganz sacht in den Schlaf.

Was ist das Besondere an der Schwangerschaftsgymnastik?

Mit einer Vielzahl von eigens für diese Zeit entwickelten Übungen ist die Schwangerschaftsgymnastik ideal auf die besonderen Bedürfnisse der werdenden Mütter abgestimmt. Dazu gehören Entspannungs- und Atemübungen, die Ihnen helfen, in den letzten Schwangerschaftsmonaten mit der lästigen Kurzatmigkeit fertig zu werden und während der Geburt die Schmerzen besser zu bewältigen. Außerdem werden mithilfe spezieller Bewegungsübungen gezielt die durch die Schwangerschaft besonders beanspruchten Muskeln in Bauch, Rücken, Hüfte und Beckenboden gekräftigt, gedehnt und entspannt. Sie lernen außerdem, sich wirbelsäulenschonend zu bewegen.

Übrigens: Die Übungen sind besonders effektiv, wenn Sie sie in der zweiten Schwangerschaftshälfte regelmäßig alle paar Tage durchführen! Sie erleichtern sich dadurch nicht nur die Geburt, sondern auch die anschließende Rückbildung. Ideal ist es, wenn Sie die Übungen zusammen mit Ihrem Partner oder der Person durchführen, die Sie während der Geburt begleiten soll. Wenn der Betreffende die Übungen gut kennt, kann er Ihnen in den Wehenpausen gut zur Seite stehen und Ihnen z. B. helfen, eine entspannende Position einzunehmen.

Schadet Sport meinem Baby?

Nein. In Maßen und vernünftig betrieben, tut Sport Ihnen und Ihrem Baby sogar richtig gut! Die Bewegung bringt nämlich Ihren Kreislauf in Schwung und verbessert die Sauerstoffversorgung. Und davon profitiert auch Ihr Kind. Um eventuelle Risiken auszuschließen, sollten Sie aber vorab mit Ihrem Arzt oder Ihrer Hebamme klären, ob, wie viel und welchen Sport Sie treiben dürfen.

Meiden sollten Sie jetzt aber alle Sportarten, die mit heftigen Stößen und Erschütterungen oder schnellen Drehungen verbunden sind oder bei denen Sie abrupt starten und stoppen müssen. Das sind z. B. Mannschaftssportarten wie Basketball oder Handball. Gut geeignet sind dagegen Radfahren und flottes Spazierengehen. Wenn Sie gezielt die Muskeln kräftigen möchten, die während der Schwangerschaft und der Geburt besonders beansprucht werden, ist regelmäßige Schwangerschaftsgymnastik ideal. Ein idealer Schwangerensport ist auch das Schwimmen: Selbst mit kugelrundem Bauch fühlen Sie sich im Wasser noch leicht und beweglich. Herz, Kreislauf und die Muskeln werden effektiv trainiert, ohne die Gelenke zu belasten. Und gleichzeitig wird Ihr ganzer Körper durch den Wasserdruck auch noch sanft massiert!

Wenn Sie bisher sportlich sehr aktiv waren, sollten Sie Ihr Pensum jetzt behutsam reduzieren. Bitte nicht von einem Tag auf den anderen ganz aufhören! Das belastet den Körper zu sehr. Waren Sie bislang eher unsportlich, müssen Sie sich auch jetzt zu nichts zwingen. Vielleicht blättern Sie einfach einmal den Übungsteil dieses Buches durch und probieren spielerisch die eine oder andere aus – Sie werden sehen, es ist ganz einfach!

Was muss ich beim Sport während der Schwangerschaft beachten?

Sportliche Höchstleistungen sollten Sie während der Schwangerschaft auf keinen Fall anstreben. Als Faustregel gilt: Sie sollten sich während des Trainings noch problemlos unterhalten können – dann können Sie sicher sein, sich nicht zu viel zuzumuten. Wenn Sie stark schwitzen, außer Puste kommen oder nach dem Sport sogar unter Kopfschmerzen oder Muskelkater leiden, tun Sie entschieden zu viel des Guten und sollten Ihren Elan lieber bremsen. Grundsätzlich gilt: Je näher der Geburtstermin rückt, desto weniger sollten Sie sich zumuten.

Selbst die schonenden Übungen der Schwangerschaftsgymnastik dürfen Sie nicht nach der Methode „Viel hilft viel" betreiben. Da durch den veränderten Hormonspiegel die Gelenke lockerer sind als sonst, laufen Sie jetzt eher Gefahr, sie zu überdehnen. Besonders gefährdet sind die Knie- und Hüftgelenke. Gehen Sie darum beim Training behutsam vor. Dehnen Sie die Gelenke nie bis an die Schmerzgrenze. Dehnen Sie langsam und halten Sie die Dehnung für maximal eine halbe Minute, ohne zu federn. Atmen Sie beim Dehnen gleichmäßig weiter.

Treiben Sie nicht mit leerem Magen Sport, sondern essen Sie etwa eine halbe Stunde vorher eine Kleinigkeit. Trinken Sie genug, auch während des Trainings. Durst ist ein Alarmsignal des Körpers, dass ihm Flüssigkeit fehlt. Lassen Sie es nicht so weit kommen! Ein Muss ist bequeme Kleidung, die locker sitzt und Sie nirgendwo einengt. Gönnen Sie sich gutes Schuhwerk und einen gut sitzenden Schwangerschafts-BH.

Sehr warme oder stickige Räume sind für Sie jetzt tabu! Überhitzung schadet Ihrem Baby. Darum sollten Sie beim Training auch darauf achten, nicht zu stark ins Schwitzen zu geraten. Beginnen Sie Ihr Training immer mit Aufwärmübungen in gemächlichem Tempo. Hören Sie auch nicht abrupt auf, sondern lassen Sie die Turnstunde lieber mit ein paar langsamen Übungen, z. B. Atem- und Entspannungsübungen, ausklingen.

Kann ich mich statt mit Schwangerschaftsgymnastik nicht genauso gut mit einer anderen Sportart fit halten?

Schwangerschaftsgymnastik ist kein Fitnessprogramm! Es geht nicht darum, Stärke und Ausdauer zu trainieren. Im Gegenteil: Im Mittelpunkt der Schwangerschaftsgymnastik stehen Entspannungs- und Atemübungen. Sie lernen, bestimmte Muskelgruppen zu lockern und „loszulassen". Denn nur wenn Sie sich bewusst und gezielt entspannen können, können Sie bei der Geburt die Pausen zwischen den Wehen nutzen, um neue Kraft zu schöpfen. Und für die Geburt selbst brauchen Sie keine stahlharten Muskeln, sondern elastische, die nachgeben und dem Baby Platz machen können.

Warum sind die Atemübungen so wichtig?

Die Atmung hat einen direkten Einfluss auf Ihr Wohlbefinden. Die meiste Zeit atmen wir ganz automatisch, ohne einen Gedanken daran zu verschwenden. Während der Geburt werden Sie aber unterschiedliche Atemtechniken benötigen, um einerseits mit dem Geburtsschmerz fertig zu werden und andererseits Ihr Baby optimal mit Sauerstoff zu versorgen. Ein Beispiel: Wir neigen dazu, bei Anspannung nach Luft zu schnappen. Um in den Lungen Platz für frische Luft zu schaffen, müssen wir aber zuerst bewusst ausatmen. Das können Sie trainieren.

Bei Schmerzen haben wir den Impuls, die Luft anzuhalten. Gerade bei der Geburt ist aber das genaue Gegenteil viel hilfreicher. Den Verlauf einer Wehe können Sie sich wie eine Welle vorstellen, die auf den Strand zurollt. Sie türmt sich immer höher auf, bevor sie wieder verebbt. Im Verlauf der Geburt folgen diese Wellen immer dichter aufeinander und türmen sich immer höher auf. Wenn Sie bewusst mit der heranrollenden Schmerzwelle durch die Nase ein- und mit dem Abebben der Welle durch den Mund ausatmen, ist der Schmerz besser zu ertragen. Ärzte und Hebammen nennen das „die Wehe veratmen".

Wer dagegen flach und hektisch atmet, nimmt zu wenig Sauerstoff auf. Das kann im letzten Schwangerschaftsdrittel passieren, wenn das Kind von unten stark gegen das Zwerchfell drückt. Wenn Sie gelernt haben, Ihren Atem zu lenken, macht Ihnen in dieser Zeit die Kurzatmigkeit weniger zu schaffen. Und während der Geburt ist es wichtig, dass Sie zwischen den Wehen richtig, tief und intensiv atmen. So sammeln Sie selbst neue Kräfte und Ihr Kind wird während der anstrengenden Geburt gut mit Sauerstoff versorgt.

Wie sehr muss ich mich während der Schwangerschaft schonen?

Eins vorweg: Eine Schwangerschaft ist keine Krankheit. Lassen Sie sich also von Ihrer Umwelt nicht in Watte packen, wenn Ihnen nicht selbst danach ist, sich verwöhnen zu lassen. Doch Sie sollten darauf achten, dass Sie sich und Ihrem Baby nicht zu viel zumuten. Übergroße Anstrengungen und Belastungen können nämlich zu Komplikationen führen. Schweres Tragen und Heben z. B. sollten Sie während dieser Zeit lieber anderen überlassen. Denn auch wenn Sie sich rundum wohl fühlen, ist Ihr Körper durch die Schwangerschaft extremen Belastungen ausgesetzt.

Das zunehmende Gewicht und der veränderte Körperschwerpunkt belasten die Wirbelsäule, das Becken und die Beine stark. Entlang der Wirbelsäule können schmerzhafte Verspannungen auftreten, vor allem dann, wenn Sie nicht auf Ihre Haltung achten. Viele Schwangere kippen das Becken nach vorn und krümmen die Lendenwirbelsäule. Diese Fehlhaltung strapaziert die Muskulatur im Bereich der Lendenwirbelsäule sehr. Hinzu kommt der veränderte Hormonspiegel während der Schwangerschaft: Er sorgt unter anderem dafür, dass zur Vorbereitung auf die Geburt alle Muskeln und Bänder gelockert werden. Weil dadurch auch

Ihre Gelenke weniger stabil sind als vor der Schwangerschaft, knicken Sie viel leichter um.

Grundsätzlich können Sie während der Schwangerschaft tun und lassen, was Sie möchten. Anders sieht es jedoch aus, wenn Sie Blutungen haben oder Ihr Unterleib häufig schmerzt. Das können Zeichen für eine drohende Frühgeburt sein und in diesem Fall ist äußerste Schonung angezeigt. Gehen Sie auf jeden Fall zum Arzt. Und wenn der Ihnen strikte Bettruhe verordnet: Halten Sie sich daran, Ihrem Baby zuliebe!

Worauf muss ich achten beim Heben, Tragen, Stehen, Sitzen und Liegen?

Je umfangreicher der Bauch wird, desto wichtiger ist die richtige Körperhaltung, um Rückenschmerzen zu vermeiden. Am besten fangen Sie gleich zu Beginn der Schwangerschaft an, darauf zu achten. Dann sind Ihnen die entsprechenden Bewegungsabläufe schon in Fleisch und Blut übergegangen, wenn Sie sie brauchen!

Wenn Sie etwas *heben* möchten, sollten Sie sich nicht einfach aus der Hüfte heraus nach vorn beugen. Stattdessen gehen Sie so nah wie möglich an den Gegenstand heran. Die Füße stehen etwa auf Schulterbreite auseinander. Gehen Sie mit aufgerichtetem Oberkörper in die Knie. Nehmen Sie den Gegenstand dann so nah wie möglich an Ihren Oberkörper heran, bevor Sie mit geradem Rücken wieder hochkommen. Zum Aufstehen sollten Sie in erster Linie die Kraft Ihrer Beine nutzen.

Beim *Tragen* verteilen Sie das Gewicht möglichst gleichmäßig auf beide Arme. Sollte das nicht möglich sein, tragen Sie den Gegenstand – z. B. die schwere Blumenvase oder den Kochtopf – mit beiden Händen mittig dicht vor dem Körper. Achten Sie darauf, es sich möglichst bequem zu machen: Die Einkaufstasche sollte zum Auspacken nicht auf dem Boden, sondern auf dem Küchentisch stehen. Und wenn Ihr älteres Kind erst auf einen Stuhl klettert, bevor Sie es auf den Arm nehmen, haben Sie schon ein entscheidendes Stück „Hebeweg" gespart...

Beim *Stehen* sollten Ihre Knöchel, Knie, Ellenbogen, Schultern und Scheitel eine senkrechte Linie bilden. Das Steißbein wird bewusst nach unten gesenkt. Das Becken sollte nicht nach vorn gekippt, sondern leicht aufgerichtet sein. Wenn Sie unsicher sind, wie sich die richtige Haltung anfühlt, machen Sie die folgende Übung: Stellen Sie sich mit dem Rücken an eine Wand. Die Füße stehen etwa eine Schulterbreite auseinander. Drücken Sie jetzt das Kreuz nach hinten durch. Die Knie bleiben locker und leicht gebeugt, die Schultern lassen Sie entspannt hängen. Stellen Sie sich vor, Sie seien wie eine Marionette an einem Faden aufgehängt, der auf Ihrem Scheitel befestigt ist. So ist Ihre Haltung ideal.

Wenn Sie es zwischendurch nicht vermeiden können, länger zu stehen, setzen Sie die Fersen etwas weiter auseinander als die Fußspitzen – das entspannt die Rückenmuskulatur. Stehen Sie nie mit geschlossenen Beinen und durchgedrückten Knien. Günstiger ist eine leichte Schrittstellung. Wenn möglich, stellen Sie dabei das vordere Bein ein wenig höher, z. B. auf eine Stufe oder einen niedrigen Schemel. Wenns geht, sollten Sie lieber *sitzen* als lange zu stehen. Auch wenns anfangs ungewohnt ist: Auch bügeln oder Kartoffeln schälen kann man gut im Sitzen! Nutzen Sie zum Sitzen die ganze Sitzfläche, damit die Lehne die Rückenwirbel gut stützt. Eventuell ist ein zusätzliches Kissen im Rücken bequem. Balancieren Sie nicht „auf dem Sprung" auf der vorderen Kante! Der Rücken sollte aufrecht sein, die Beine entspannt nebeneinander stehen und nicht übergeschlagen werden. Ober- und Unterschenkel sollten einen rechten Winkel bilden und die Füße flach auf dem Boden stehen. Achten Sie bitte darauf, dass Sie nicht zu tief sitzen. Wenn Ihre Beine in der Leistengegend stark abgeknickt werden, behindert das die Durchblutung der Beine.

Auf einem großen Sitzball nehmen Sie automatisch eine gerade Haltung ein. Das Sitzen auf dem Ball ist allerdings recht anstrengend, deswegen sollten Sie sich nur ab und zu für ein halbes Stündchen darauf setzen.

Während der Schwangerschaft kommt das gute alte Fußbänkchen zu neuen Ehren: Wann immer es möglich ist, sollten Sie mit leicht erhöhten Beinen sitzen! Wichtig: Nach spätestens einer halben Stunde Sitzen sollten Sie aufstehen und ein Weilchen umhergehen – das tut Ihrem Kreislauf und der Durchblutung gut. Das gilt übrigens auch für längere Autofahrten! Auch beim *Aufstehen* sollten Sie jetzt auf die richtige Haltung achten. Stellen Sie die Füße etwa in Schulterbreite auseinander. Nun verlagern Sie Ihr Gewicht nach vorn. Während des Aufstehens stützen Sie sich mit den Händen auf Ihren Oberschenkeln ab.

Wollen Sie sich *auf den Boden legen*, gehen Sie zunächst in den Vierfüßlerstand. Lassen Sie sich dann seitlich in den Hüftsitz nieder und legen sich auf die Seite. Dabei stützen Sie sich weiter mit den Händen ab. Erst wenn Sie vollständig auf der Seite liegen, rollen Sie sich in Rückenlage. Das rückenschonende Aufstehen vom Boden funktioniert genau umgekehrt: Erst in Seitenlage rollen, dann in den Vierfüßlerstand gehen und jetzt erst aufrichten. Machen Sie bitte keinen „Sit-up" – Ihrer Bauch- und Rückenmuskulatur und Ihrem Beckenboden zuliebe!

Wenn Sie *aus dem Bett aufstehen*, rollen Sie sich wieder erst auf die Seite. Schwingen Sie dann beide Beine gleichzeitig und parallel über die Bettkante und drücken Sie sich gleichzeitig mit den Armen von der Matratze hoch, bis Sie sitzen. Das Gewicht der Beine verleiht Ihnen dabei den nötigen Schwung zum Hochkommen. Rutschen Sie dann so weit Richtung Bettkante, bis beide Füße sicher auf dem Boden stehen. Nun verlagern Sie Ihr Gewicht nach vorn, stützen die Hände auf die Oberschenkel und begeben sich in die Senkrechte.

Je weiter die Schwangerschaft fortschreitet, desto schwieriger wird es, eine *bequeme Liegeposition* zu finden. Vermeiden sollten Sie in der zweiten Schwangerschaftshälfte die reine Rückenlage, sowohl beim Sport als auch beim Entspannen, Ausruhen und Schlafen. In dieser Position besteht nämlich die Gefahr, dass durch die Gebärmutter und das Kind zentrale Blutgefäße im Rücken abgedrückt werden. Wenn Ihnen im Liegen schwindelig wird, ist das eine mögliche

Ursache dafür. Wenn Sie gern auf dem Rücken liegen, sollten Sie sich entweder auf der rechten Seite ein Kissen unterschieben oder den Oberkörper mit mehreren Kissen hochlagern.

Wenn der Bauch immer runder wird, ist zum Schlafen oft die *Seitenlage* bequemer. Je weiter die Schwangerschaft fortschreitet, desto häufiger sollten Sie sich auf die linke Seite legen. Das regt Ihr Baby dazu an, sich so zu drehen, dass seine Wirbelsäule auf Ihrer linken Bauchseite zu liegen kommt. Das ist die günstigste Lage für die Geburt. Legen Sie Ihren Kopf auf ein Kissen und strecken Sie das untere Bein lang aus. Das oben liegende Bein ziehen Sie leicht an und unterstützen das Knie und den Unterschenkel mit so vielen Kissen, dass es für Sie bequem ist. Hier kann bereits das Stillkissen benützt werden. Wenn die Schulterlage Ihnen unbequem ist, können Sie auch den Oberkörper nach vorn sinken lassen. Wenn Ihr linkes Bein unten liegt, ruht in dieser Position Ihr linker Arm ausgestreckt hinter Ihrem Körper. Den rechten legen Sie nach oben angewinkelt neben Ihren Kopf.

Achten Sie im Liegen darauf, dass Sie eine wirklich entspannende und entlastende Position einnehmen. Gehen Sie in Gedanken alle Körperteile durch und spüren Sie eventuellen Spannungen nach. Verändern Sie Ihre Lage so lange, bis Sie wirklich ganz bequem und entspannt liegen. Nehmen Sie ruhig viele Kissen oder Rollen zu Hilfe. Und wenn gar nichts mehr hilft, ist oft das sanfte Schaukeln in einer Hängematte für eine Weile sehr entspannend.

Was kann ich gegen Schwangerschaftsbeschwerden tun?

Dass fast jede Schwangere unter dem einen oder anderen Wehwehchen leidet, ist nicht weiter überraschend: Schließlich laufen während einer Schwangerschaft alle Körperfunktionen auf Hochtouren. Vielleicht tröstet es Sie aber, dass längst nicht alle Frauen unter Schwangerschaftsbeschwerden leiden und viele Beschwerden nur für kurze Zeit auftreten.

Gegen zu niedrigen Blutdruck helfen flotte Spaziergänge. Auch Schwimmen und Radfahren bringen den Kreislauf in Schwung, ohne den Körper zu sehr zu belasten. Achten Sie aber darauf, sich nicht zu sehr zu verausgaben.

Bei Dehnungsschmerzen im Unterleib verschafft Ihnen oft schon das Hochlegen der Beine Erleichterung. Auch ein warmes Bad oder eine sanfte (!) Massage der Beckenregion durch den Partner kann wohltuend sein. Gönnen Sie sich auf jeden Fall zusätzliche Ruhepausen.

Durch den veränderten Hormonhaushalt haben viele Frauen im zweiten Schwangerschaftsdrittel mit nächtlichen Wadenkrämpfen zu tun. Lassen Sie abklären, ob ein behandlungsbedürftiger Magnesiummangel dahinter steckt. Vorbeugend können Sie vor dem Schlafengehen die Beine oder nur die Waden massieren, am besten in der Badewanne. Ist der Krampf schon da, strecken Sie die Beine lang aus und spannen Sie die Füße so an, als wollten Sie mit den Zehen Ihr Schienbein berühren.

Die zusätzlichen Kilos und die Hormonumstellung gehen häufig auch zu Lasten der Venen. Schwere Beine und Krampfadern können die Folge sein. Legen Sie die Beine so oft wie möglich hoch. Wechselduschen und Wassertreten regen die Durchblutung ebenfalls an. Wenn Sie zu Krampfadern neigen, sollten Sie sich Stützstrumpfhosen zulegen bzw. von Fachpersonen anpassen lassen .

Durch die hormonelle Umstellung wird unter anderem die glatte Muskulatur entspannt und die Darmbewegung verringert. Gegen die lästige Verstopfung müssen Sie viel trinken, ballaststoffreiche Kost essen und sich viel bewegen. Zügiges Gehen z. B. regt die Verdauung an.

Was hilft gegen Rückenschmerzen?

Viele Schwangere leiden unter quälenden Rückenschmerzen, vor allem in den letzten Schwangerschaftsmonaten. Ihre Wirbelsäule wird durch das zunehmende Gewicht ihres Babys immer stärker belastet. Doch diese Probleme haben nur zum Teil mit dem größeren Gewicht zu tun, das die Wirbelsäule jetzt tragen muss. Viele dieser Beschwerden sind „hausgemacht".

Eine der Hauptursachen ist eine falsche Haltung. Je runder der Bauch wird, desto mehr verlagert sich der Körperschwerpunkt nach vorn. Zum Ausgleich biegen viele Frauen ihren Rücken stark nach vorne durch. So entsteht ein Hohlkreuz, das Becken kippt nach vorn. Diese Haltung ist extrem belastend für Ihre Wirbelsäule. Kontrollieren Sie darum immer wieder Ihre Haltung, wenn Sie irgendwo längere Zeit stehen müssen.

Zusätzlich sollten Sie durch regelmäßige Gymnastik für Ausgleich und Entspannung sorgen. Zur Vorbeugung gegen Rückenschmerzen sollten Sie bequeme Schuhe mit flachen oder halbhohen Absätzen tragen. Probieren Sie aus, in welchen Schuhen Ihr Rücken die wenigsten Schwierigkeiten macht. Langes Stehen, langes Sitzen, schweres Heben und Tragen sollten Sie möglichst vermeiden. Zum Schlafen ist eine eher harte Matratze zu empfehlen. Und weil Stress Rückenschmerzen verstärken kann, sollten Sie sich genug Ruhe gönnen.

Wenn Sie Ihr Rücken sehr quält, hilft oft ein warmes Bad. Zu heiß dürfen Sie aber nicht baden – das belastet Ihren Kreislauf und tut Ihrem Baby nicht gut. Sie können auch ein erwärmtes Kirschkern- oder ein Heizkissen auf die schmerzende Stelle legen. Sanfte Dehnübungen und behutsame Massagen können bei Rückenschmerzen ebenfalls hilfreich sein. Wenn Ihnen eine „richtige" Massage mit Öl zu aufwendig ist, bitten Sie Ihren Partner, Ihnen einen so genannten „Igelball" – einen mit Noppen besetzten Massageball – mit sanftem Druck den Rücken hinauf- und hinunterzurollen. Dabei sollten die schmerzenden Stellen länger behandelt werden.

Leidet mein Baby darunter, wenn ich Angst habe?

Zwar bekommt Ihr Kind Ihre Gefühle und Stimmungsschwankungen mit. Doch wenn Sie nicht über längere Zeit in einer tiefen Depression versinken oder unter permanentem Stress leiden, schadet das Ihrem Kind nicht, sondern bereitet es auf das Leben „draußen" vor. Ihre besondere Empfindsamkeit während der Schwangerschaft funktioniert wie eine Art Schutzschild für das Ungeborene: Sie spüren schnell, wenn die Belastungen zu groß werden oder Sie wichtige Bereiche vernachlässigen.

Machen Sie sich keine Vorwürfe, wenn Sie im Verlauf der Schwangerschaft manchmal mit gemischten Gefühlen an all das denken, was jetzt auf Sie zukommt. Früher oder später dämmert jeder Schwangeren die Erkenntnis, dass sie einen Weg ohne Umkehr eingeschlagen hat: Je weiter die Schwangerschaft fortschreitet, desto näher rückt der Termin der Geburt. Um diesen Termin ranken sich unterschiedliche Ängste: vor den bevorstehenden Schmerzen, vor Komplikationen und Risiken, vor Gefahren für das eigene Leben oder das Leben des Kindes, aber auch davor, den eigenen Ansprüchen oder denen des Partners nicht zu genügen, keine gute Mutter zu sein, und und und… Die Liste ließe sich beliebig fortsetzen.

Dass Sie sich vor dem Unbekannten fürchten, ist völlig normal. Nur absolut fantasielose Menschen würden sich niemals fürchten. Wenn Ihre Horrorvisionen ganz besonders plastisch ausfallen, ist das vermutlich ein Zeichen für eine besonders reiche Fantasie. Das mag Sie vielleicht ein wenig trösten.

Wenn Sie sehr lebhaft von schrecklichen Dingen träumen, kann das sogar ausgesprochen positiv sein: Ihre Psyche verarbeitet im Schlaf Ihre Ängste und Befürchtungen. Denken Sie daran, dass Träume keine Omen oder Vorzeichen sind, sondern ein mentaler Aufräumprozess: Ihr Gehirn „entrümpelt" im Schlaf. Untersuchungen haben gezeigt, dass Frauen, die vor der Geburt unter Albträumen litten, es bei der Entbindung sogar leichter hatten als die, die traumlos schlummerten.

Nehmen Sie sich selbst diese Ängste und Sorgen nicht übel. Sie gehören zur Schwangerschaft dazu. Manche Frauen leiden mehr darunter, andere weniger. Die Angst vor Schmerzen z. B. ist nur allzu menschlich. Und dass man vorher nicht einschätzen kann, wie weh es tun wird, macht die Sache nicht leichter.

Verlieren Sie nicht den Mut, und überlassen Sie den Ängsten und Sorgen nicht kampflos das Feld: Viele Zweifel und Befürchtungen lassen sich im Gespräch mit Ihrer Hebamme, Ihrem Arzt, Ihrem Partner oder einer guten Freundin ausräumen. Sammeln Sie so viele Informationen, wie Sie brauchen, um zu wissen, was Sie erwartet und was Sie tun können. Je besser Sie Bescheid wissen, desto weniger Raum bleibt für die Angst vor dem Ungewissen. Und achten Sie darauf, sich regelmäßige Phasen der Entspannung und der bewussten Zuwendung zu Ihrem Kind zu gönnen – das ist eines der besten Mittel gegen die Angst.

Wie kann ich mich während der Schwangerschaft am besten entspannen?

Voraussetzung für die Entspannung ist, dass Sie sich bestehende Anspannungen – seelische wie körperliche – bewusst machen. Häufig sendet Ihr Körper Ihnen Alarmsignale wie Rückenschmerzen oder Kopfweh, um Sie auf eine bestehende Anspannung aufmerksam zu machen. Hören Sie auf Ihren Körper und nehmen Sie seinen Protest ernst. Auch Ihre Seele kann Ihnen auf vielfältige Art und Weise – z. B. durch Schlafstörungen, Rastlosigkeit oder innere Unruhe – zu verstehen geben, dass Sie behutsamer mit sich umgehen sollten. Gerade während der Schwangerschaft sollten Sie aber nicht bis an die Grenzen Ihrer körperlichen oder seelischen Belastbarkeit gehen, sondern von vornherein für ausreichende Erholungs- und Entspannungspausen sorgen.

Planen Sie in Ihren Tagesablauf mehrere wirkliche Pausen ein, die Sie bewusst dazu verwenden, Abstand vom Alltagsgeschehen zu gewinnen, den Kopf frei zu machen und einen Zustand der Ruhe herbeizuführen. Welche Wege Sie dazu wählen, liegt ganz bei Ihnen. Finden Sie heraus, was Ihnen gut tut! Das kann ein langer Spaziergang sein, eine halbe Stunde in Ihrem Lieblingssessel oder im Schaukelstuhl (Letzterer ist besonders zu empfehlen, wenn Ihr Kind Sie arg tritt), ein duftendes Vollbad oder eine Runde auf dem Fahrrad, vielleicht auch ein paar Dehnübungen zu entspannender Musik oder eine Fantasiereise zu Ihrem Kind. Wunderbar entspannend ist auch eine Massage, die Ihnen Ihr Partner entweder mit der Hand oder mit einem Massageball geben kann. Eine Auswahl einfacher Entspannungsübungen finden Sie im Übungsteil dieses Buches. Anspruchsvollere Methoden wie Yoga oder autogenes Training sollten Sie lieber unter fachlicher Anleitung in einem Kurs erlernen.

Ihre eigene Fantasie kann Ihnen ebenfalls helfen, sich zu entspannen. Setzen oder legen Sie sich bequem hin. Legen Sie die Hände auf Ihren Bauch. Schließen Sie die Augen und konzentrieren Sie sich auf Ihre Atmung. Spüren Sie, wie die Luft in Ihren Körper strömt und ihn wieder verlässt. Stellen Sie sich nun vor, Ihr Atem sei ein Sonnenstrahl. Folgen Sie ihm in Gedanken nach innen und stellen Sie sich vor, wie er Ihr Baby sanft umströmt. Lassen Sie Ihren Atem ohne Anstrengung und ohne Hast kommen und gehen, und reisen Sie mit ihm zu Ihrem Kind. Malen Sie sich aus, wie es in Ihren Bauch gekuschelt daliegt und von einem warmen Sonnenstrahl zärtlich gestreichelt wird. Wenn Sie sich ganz ruhig, warm und entspannt fühlen, öffnen Sie die Augen wieder und spüren Ihrem Atem noch ein paar Minuten nach.

Versuchen Sie, einmal pro Tag – vielleicht vor dem Einschlafen – in Gedanken durch Ihren ganzen Körper zu wandern. Spüren Sie nach, welche Partien verspannt oder verkrampft sind, und versuchen Sie, diese jeweils beim Ausatmen ein Stückchen loszulassen. Malen Sie sich aus, wie Ihr Körper auf der Matratze langsam auseinander fließt, bis Sie keinen Körperteil mehr aus eigener Kraft halten oder tragen. Möglicherweise fällt Ihnen das Loslassen leichter, wenn Ihr Partner die verkrampften Partien sanft berührt oder streichelt. Und wenn Sie tagsüber spüren, dass eine Körperpartie sich verspannt, geben Sie einfach nur dieser den Befehl: „Loslassen!" Je mehr Ihnen diese bewusste Entspannung in Fleisch und Blut übergeht, desto eher können Sie davon auch unter der Geburt Gebrauch machen.

Was kann ich tun, um einem Dammriss oder -schnitt vorzubeugen?

Bei der Geburt wird der Damm, das Gewebe zwischen Scheide und After, extrem gedehnt, um das Köpfchen des Kindes durchzulassen. In der Regel bremst die Hebamme das kindliche Köpfchen, stützt während der Austreibungsphase das Dammgewebe, damit es nicht reißt, und gibt Ihnen genaue Anweisungen, was Sie wann tun sollen. Sie selbst können durch gezielte und konsequente Beckenbodengymnastik im letzten Schwangerschaftsdrittel den gefährdeten Bereich auf die Geburt vorbereiten.

Durch die Schwangerschaftshormone lockern sich die Muskulatur und das Gewebe des Beckenbodens. Dadurch kann sich dieser Bereich während der Geburt extrem dehnen. Gerade während der Presswehen ist es wichtig, dass der Beckenboden möglichst locker bleibt. Wenn Sie vorher trainiert haben, die Muskulatur rund um die Scheide aktiv anzuspannen und bewusst zu entspannen, können Sie bei der Geburt viel Kraft sparen und einem Dammriss vorbeugen. Und Sie können auf Anweisung der Hebamme auch beim Pressen innehalten, wenn der Damm zu reißen droht. Die folgende einfache Übung können Sie täglich durchführen: Gehen Sie in die Hocke. Die Hände ruhen auf Ihren Knien. Wenn Sie sich in der Hocke unsicher fühlen, können Sie sich dabei auch an eine Wand lehnen. Schließen Sie dann die Augen und entspannen Sie bewusst Ihren Unterkörper.

Sie können Ihren Damm zur Vorbereitung auf die extreme Dehnung auch regelmäßig massieren. Dazu setzen Sie sich halb liegend, halb sitzend auf das Bett und stützen den Rücken gut ab. Nun schieben Sie Ihren Daumen in die Scheide und kneten das Gewebe zwischen Scheide und After mit Daumen und Zeigefinger von rechts nach links und wieder zurück. Zum Abschluss bewegen Sie den Daumen einige Male hin und her und üben dabei so viel Druck Richtung After aus, wie gerade noch angenehm ist. Sie werden nach einiger Zeit merken, dass das Gewebe in diesem Bereich nachgiebiger wird.

Eine Zeit lang gehörte ein Dammschnitt in vielen Kliniken beinahe zur Geburtsroutine. Inzwischen ist man wieder zurückhaltender mit diesem Eingriff. Erkundigen Sie sich bei der Wahl der Entbindungsklinik auch nach der Dammschnittrate. Liegt sie im Vergleich zu anderen Häusern sehr hoch, sollten Sie sich nach den Gründen erkundigen. In vielen Kliniken können Sie heute im Vorfeld der Geburt festlegen, ob Sie mit einem Schnitt einverstanden sind oder im Zweifel lieber einen Riss in Kauf nehmen. Es gibt allerdings zwingende medizinische Gründe, bei denen ein Dammschnitt unausweichlich ist. Das ist z. B. der Fall, wenn sich unter der Geburt die Nabelschnur um den Hals des Kindes gelegt hat und es darum besonders schnell gehen muss.

Gibt es eigentlich spezielle Übungen, um Schwangerschaftsstreifen zu vermeiden?

Leider nein! Viele Schwangere entdecken irgendwann weißliche oder bläulich-rötliche Streifen an Bauch, Hüften, Oberschenkeln oder Brüsten. Früher wurde häufig empfohlen, bereits im ersten Schwangerschaftsdrittel mit Zupfmassagen zu beginnen, bei denen die Haut partienweise mit zwei Fingern gegriffen und hochgezogen wird. Diese sind inzwischen umstritten, weil ihre Wirkung zweifelhaft ist und man dabei auch viel falsch machen kann.

Wie ausgeprägt die Schwangerschaftsstreifen ausfallen, ist Veranlagungssache. Sie entstehen durch hormonelle Einflüsse und die schwangerschaftsbedingte Überdehnung der Gewebes. Die weißlichen Streifen markieren Risse im Bindegewebe, die zwar blasser werden, aber leider bleiben. Die bläulich-rötlichen Streifen dagegen bilden sich mit der Zeit zurück. Ebenfalls verschwinden wird der bräunliche Streifen, der sich vom Bauchnabel abwärts zieht. In der Schwangerschaft bildet Ihr Körper verstärkt Melanin und das beschert Ihnen nicht nur die braunen Streifen, sondern lässt auch Sommersprossen und Leberflecken dunkler werden. Manchmal bilden sich sogar zusätzlich gelbliche oder braune Flecken. Auch die gehen nach der Schwangerschaft größtenteils von allein wieder weg. Wenn Sie zur Geburtsvorbereitung Himbeerblättertee trinken, vermeiden Sie Sonneneinstrahlung und Solariumbesuche, da es zur unregelmäßigen Bräunung kommt, die nicht wieder verschwindet.

Wie hat man sich früher auf die Geburt vorbereitet?

Noch vor wenigen Jahrzehnten bestand Geburtsvorbereitung in erster Linie aus Schwangerschaftsgymnastik-Kursen, die meist von Krankengymnastinnen oder in Krankenhäusern angeboten wurden und nur für Frauen bestimmt waren. Viele Eltern waren allerdings unzufrieden mit diesen Angeboten, bei denen häufig medizinische Aspekte im Vordergrund standen und die die werdenden Väter außen vor ließen. Diese unpersönliche Herangehensweise setzte sich damals auch während und nach der Entbindung fort: Der Vater hatte im Kreißsaal nichts zu suchen. Nach der Geburt wurde das Kind im Säuglingszimmer „verwahrt" und der Mutter nur zum Stillen gebracht.

Ganz allmählich änderte sich diese vor- und nachgeburtliche Routine hin zu einem umfassenderen und partnerschaftlicheren Ansatz. Heute wird die Gebärende in der Regel nicht mehr vorrangig als Patientin betrachtet, sondern bestimmt selbst, wo und wie sie entbinden möchte. Dabei erhält sie im Idealfall fachliche und medizinische Unterstützung, wenn diese nötig ist. Diese allmähliche Veränderung hat auch die Inhalte der Geburtsvorbereitungskurse maßgeblich beeinflusst: Ging es früher lediglich um „Turnen und Atmen", so stehen heute gleichberechtigt auch Information und Austausch auf dem Programm.

Was sind die „klassischen" Methoden der Geburtsvorbereitung?

Es gibt eine Anzahl von so genannten „klassischen" Methoden der Geburtsvorbereitung. Die bekanntesten werden im Folgenden kurz dargestellt. Viele dieser seinerzeit bahnbrechenden Erkenntnisse sind inzwischen Allgemeingut. Die meisten Geburtsvorbereitungskurse kombinieren heute Elemente aus allen diesen Methoden.

Der britische Arzt Dr. Grantly *Dick-Read* erkannte, dass Angst zu Spannungen führt und eine starke Anspannung den Geburtsschmerz verschlimmert. Er plädierte daraufhin dafür, den Frauen genau zu erklären, was sie bei der Geburt erwartet. Außerdem entwickelte er Lockerungs-, Entspannungs- und Atemübungen, um jeden Körperteil bewusst und aktiv locker lassen zu können – das alles vor dem Hintergrund, dass gut informierte und entspannte Frauen bei der Geburt weniger Schmerzen und weniger Probleme haben.

Der Arzt Fernand *Lamaze* verfolgte den Ansatz, den Frauen mit vorher einzustudierenden Atemmustern über die Wehen hinwegzuhelfen. Der Partner hat dabei die Aufgabe, die Dauer der Wehen zu stoppen und die Frau während der Geburt an die richtige Atmung für die jeweilige Wehenart zu erinnern. Lamaze ging davon aus, dass die psychische Einstellung der Gebärenden zum Schmerz eine zentrale Rolle spiele, und entwickelte seine (zum Teil recht komplizierten) Atemtechniken mit dem Ziel, den Frauen damit ein Mittel an die Hand zu geben, mit dem sie dem Wehenschmerz bewusst entgegentreten können.

Eine Fortentwicklung dieser beiden Ansätze geht auf die Soziologin Sheila *Kitzinger* zurück. Selbst Mutter von fünf Töchtern, bezog sie in ihre Geburtsvorbereitung auch die sich verändernden Rollenbilder der werdenden Eltern und ihre Erwartungen ein. Auch sie entwickelte Atemmuster und Übungen, derer sich die Frau während der von Kitzinger propagierten „natürlichen Geburt" nach Belieben bedienen sollte. Dabei steht nicht unbedingt die Schmerzlinderung, sondern das gemeinsame bewusste Erleben im Vordergrund.

Die *Zilgrei*-Methode geht auf die italienische Geburtshelferin Adriana Zillo und den Chiropraktiker Dr. Hans Greising zurück. Sie beruht auf den Elementen Bewegung, Körperstellung und (Bauch)atmung, wobei nach jedem Atemzug eine Pause von fünf Sekunden gemacht wird. Während der Entbindung soll die Frau sich ständig ruhig und gleichmäßig im Rhythmus ihres Atems bewegen und dadurch den Geburtsschmerz besser ertragen können.

Der französische Geburtshelfer Michel *Odent* schließlich vertrat die Ansicht, dass werdende Eltern ihre Ängste am besten im Gespräch mit frisch gebackenen Eltern abbauen könnten. Außerdem empfahl er der werdenden Mutter, sich intensiv auf ihren Körper einzulassen, die Schmerzen anzunehmen und mit Stöhnen und lautem Schreien, Singen oder „Tönen" herauslassen. Dies soll die Wehentätigkeit fördern und die Geburt beschleunigen.

Was erwartet mich im Geburtsvorbereitungskurs?

Geburtsvorbereitungskurse werden häufig von Entbindungskliniken, Geburtshäusern, Familienbildungsstätten oder freiberuflichen Hebammen angeboten. Hier erhalten Sie viele wichtige Informationen rund um Schwangerschaft und Geburt: über die körperlichen Veränderungen in der Schwangerschaft, über Schwangerschaftsbeschwerden und deren Linderung, über den Verlauf einer Schwangerschaft, über die Entwicklung des Kindes und über die Geburt selbst. Je besser Sie über diese Vorgänge Bescheid wissen, desto angstfreier und unbesorgter können Sie Schwangerschaft und Geburt erleben.

Hinzu kommen Tipps für eine gesunde Lebensweise in der Schwangerschaft (z. B. die richtige Ernährung). Sie erfahren einiges über den Umgang mit einem Neugeborenen, über das Stillen und wie Sie sich und Ihren Körper darauf vorbereiten können.

Ein wichtiger Bestandteil solcher Kurse ist auch die Schwangerschaftsgymnastik. Durch spezielle Übungen lernen Sie Ihren Körper besser kennen. Sie lernen und trainieren Atemtechniken für die Geburt und verschiedene Übungen, mit deren Hilfe Sie sich in den letzten, beschwerlichen Schwangerschaftswochen und während der Geburt körperlich und seelisch entspannen können. Durch gezielte Gymnastik werden Ihre Ausdauer und Ihre Kraft gestärkt, sodass Sie auf die Anforderungen der Geburt und auf die Zeit danach gut vorbereitet sind. Oft gehört auch eine Einführung in Massagetechniken zum Kursprogramm, mit deren Hilfe Ihr Partner Ihnen während der Schwangerschaft und der Geburt helfen kann.

Nicht zuletzt haben in einem guten Geburtsvorbereitungskurs auch Gespräche über alle Fragen Platz, die Sie während der Schwangerschaft bewegen: ob Sie nun Angst vor der Geburt haben oder daran zweifeln, ob Sie dem Alltag mit Kind gewachsen sein werden – hier können Sie Fragen stellen und sich mit anderen werdenden Eltern austauschen, die in der gleichen Situation stecken.

Wieso soll ich einen Geburtsvorbereitungskurs belegen?
Generationen von Frauen sind doch ohne ausgekommen!

Streng genommen ist die gesamte Zeit der Schwangerschaft eine Vorbereitung auf die Geburt. Sowohl Ihr eigener Körper als auch Ihr Kind bereiten sich ganz von allein intensiv darauf vor. In diesem Punkt können Sie der Natur und Ihrem Körper ruhig vertrauen. „Warum dann einen Kurs besuchen?", mögen Sie jetzt einwenden. „Schließlich haben doch Generationen von Frauen ihre Kinder einfach so zur Welt gebracht – und viele Frauen, z. B. bei Naturvölkern, tun das heute noch." Das ist zwar richtig, dennoch ist es sinnvoll, einen Geburtsvorbereitungskurs zu besuchen.

Früher waren auch hierzulande die Schwangerschaft und die Geburt viel enger in das alltägliche Leben eingebunden. Wenn eine Frau ein Kind zur Welt brachte, hatte sie in der Regel schon verschiedene Entbindungen in der eigenen Familie oder in der Nachbarschaft miterlebt, vielleicht sogar dabei geholfen. Dieses Wissen aus eigener Anschauung bringt heute kaum noch eine Frau zur Entbindung mit.

Während der Schwangerschaft werden Sie aber häufig mit „Horrorgeschichten" über stunden-, ja tagelange Wehen und furchtbare Komplikationen konfrontiert – ohne die Möglichkeit, diese anhand eigener Erfahrungen einzuschätzen. Die meisten dieser Geschichten beschreiben nämlich in unnötig dramatischer Ausschmückung Ausnahmen von der Regel. Da kann es sehr beruhigend sein, wenn Sie aus erster Hand zutreffende und sachliche Informationen über den normalen Schwangerschafts- und Geburtsverlauf und mögliche Komplikationen erhalten. Übrigens: Rund 80 % aller Geburten beginnen spontan und verlaufen unkompliziert.

Hebammen und Geburtshelfer sind ideale Ansprechpartner und der Geburtsvorbereitungskurs ein geeigneter Ort, um eventuelle Ängste frühzeitig auszuräumen. Hier können Sie nicht nur Fragen stellen, sondern auch Kontakte zu anderen Paaren knüpfen, die in der gleichen Situation sind wie Sie selbst.

Vieles von dem Wissen um Schwangerschaft und Geburt, das früher Allgemeingut war, ist schwangeren Frauen heute nicht mehr geläufig. Auf der anderen Seite eröffnet die moderne Medizin Wege und Möglichkeiten der Information, die noch der Generation unserer Mütter völlig unbekannt waren. Durch die hoch auflösenden Ultraschallgeräte z. B. sind heute Untersuchungen und Behandlungen möglich, die noch vor wenigen Jahren kaum vorstellbar schienen. So kann man heute in manchen Fällen sogar ungeborene Kinder im Mutterleib operieren und so ihr Leben retten. Dieses Wissen ist manchmal Segen und Fluch zugleich: Je mehr wir wissen, desto stärker fühlen wir uns auch verunsichert und überfordert durch die Entscheidungen, die uns aufgrund dieses Wissens abverlangt werden. Auch hier kann ein guter Kurs eine hilfreiche Begleitung sein.

Kurse für Paare haben zusätzlich den Vorteil, dass auch Ihr Partner aktiv in den Schwangerschaftsverlauf und die Vorbereitungen auf die Geburt eingebunden wird und sich so ebenfalls auf seine neue Rolle vorbereiten kann. Viele Ängste und Unsicherheiten lassen sich schon im Vorfeld ausräumen.

Wie finde ich den richtigen Kurs für mich?

Bevor Sie sich für einen Kurs entscheiden, sollten Sie sich darüber klar werden, was Sie brauchen werden: Sind Sie ein eher nervöser Typ, sind Sie vielleicht besser in einem Kurs aufgehoben, der einen Schwerpunkt auf Entspannungs- und Atemübungen legt. Sind Sie sehr körperbewusst, ist vielleicht ein Kurs mit großem Gymnastikangebot der richtige für Sie. Erkundigen Sie sich frühzeitig über die unterschiedlichen Kursangebote: Gute Kurse leben oft von der Mundpropaganda und sind sehr früh ausgebucht. Fragen Sie im Freundes- und Bekanntenkreis nach empfehlenswerten Kursen.

Bevor Sie sich für einen Kurs entscheiden, sollten Sie sich auch über die Dauer des Kurses und die maximale Teilnehmerzahl erkundigen: Ein guter Kurs sollte mindestens sechs Doppelstunden umfassen und pro Gruppe nicht mehr als zehn Frauen bzw. sieben Paare umfassen. Besonders schön ist es, wenn die Teilnehmerinnen sich etwa im gleichen Schwangerschaftsmonat befinden, weil dann gezielt auf die jeweils aktuellen Bedürfnisse eingegangen werden kann. In Kliniken gibt es oft fortlaufende Kurse, in die Sie jederzeit einsteigen können. Hier besteht allerdings die Gefahr, dass sich die Inhalte öfter wiederholen. Oft ist auch das „Wir-Gefühl" in diesen Kursen weniger ausgeprägt, weil die Teilnehmerinnen häufig wechseln.

Viele Paare favorisieren einen Wochenendkurs, weil der sich am leichtesten in den Terminkalender des Partners „einbauen" lässt. Solche Wochenendkurse sind zwangsläufig sehr intensiv und häufig theorielastig. Wenn Sie einen Wochenendkurs belegen, ist zur Ergänzung ein zusätzlicher Gymnastikkurs sinnvoll. Viele Übungen prägen sich erst durch die häufige Wiederholung ein und müssen regelmäßig praktiziert werden, damit ein Trainingseffekt eintritt.

Ohnehin sollten Sie die vielfältigen Kursangebote in Ruhe studieren und überlegen, womit Sie Ihre Geburtsvorbereitung vielleicht noch abrunden möchten. Die Möglichkeiten reichen heute vom Bauchtanz für Schwangere über Schwimmen und Wassergymnastik bis hin zu autogenem Training, Yoga, Shiatsu, Akupressur und (Partner)massage.

Haben Geburtsvorbereitungskurse einen wissenschaftlich erwiesenen Nutzen?

Untersuchungen haben gezeigt, dass manche der so genannten Risikofaktoren besonders häufig bei Frauen auftreten, die ängstlich und unsicher sind und sich große Sorgen machen. Hier kann eine gute Vorbereitung und ausreichende Information viel zur Vorbeugung beitragen. Studien haben außerdem ergeben, dass Geburtsvorbereitungskurse nachweislich dazu beitragen, die körperlichen Beschwerden im letzten Schwangerschaftsdrittel zu lindern, und den Frauen zu einer leichteren und schnelleren Geburt verhelfen. Weil sich ihr Muttermund schneller öffnet, hat es auch das Baby leichter. Frauen, die sich unter fachlicher Anleitung auf die Geburt vorbereitet haben, benötigen weniger Schmerzmittel und während der Geburt muss seltener medizinisch eingegriffen werden.

Geburtsvorbereitung – mit oder ohne Partner?

Heute werden viele Geburtsvorbereitungskurse für Paare angeboten, weil der Vater nicht länger aus dem Kreißsaal ausgesperrt bleibt. Ein Partner, der Sie an die richtige Atmung erinnert, Ihnen hilft, eine bequeme Lage zu finden, und Ihnen Mut zuspricht, ist die beste Unterstützung, die eine Schwangere sich wünschen kann. Studien haben ergeben, dass Frauen, denen bei der Entbindung eine ihnen vertraute Person beisteht, deutlich weniger Schmerzmittel brauchen.

Das muss nicht unbedingt der Vater des Kindes sein. Wenn er bei der Geburt nicht dabei sein möchte, weil er sich das nicht zutraut, sind Sie mit einer anderen Begleitung sicher besser dran! Die Geburt ist anstrengend genug, auch ohne dass Sie sich Gedanken machen müssen, ob Ihr Partner vielleicht umkippt. Sollte Ihr Partner sich also vor der Entbindung sehr fürchten, nehmen Sie vielleicht lieber Ihre beste Freundin oder Ihre Mutter mit zum Kurs und zur Entbindung. Diese Frage sollten Sie rechtzeitig klären!

Möchte er jedoch dabei sein, schließen Sie den Vater des Kindes von diesem so wichtigen Ereignis nicht aus. Fürchten Sie sich nicht davor, dass er Sie in einem unkontrollierten, „unansehnlichen" Zustand erleben wird. Tatsächlich sehen viele Väter ihre Frauen nach der Geburt mit anderen Augen: nämlich mit großem Respekt vor der immensen Leistung, die die Frau während der Entbindung erbringt.

Woran merke ich, dass die Geburt beginnt?

In der Regel kündigt sich eine Geburt viele Stunden im Voraus durch eines oder mehrere der nachstehend beschriebenen Anzeichen an. Wenn Sie sicher sind, dass es jetzt losgeht, haben Sie darum meist noch genug Zeit, zu duschen, eine Kleinigkeit zu essen, in Ruhe noch einmal Ihren Klinikkoffer zu überprüfen und die letzten Kleinigkeiten zu richten.

Wenn plötzlich Wehen auftreten, sind gerade Erstgebärende häufig verunsichert, ob dies nun schon erste Geburts- oder noch vorbereitende Vorwehen sind. Klarheit bringt hier oft ein warmes Vollbad: Vorwehen verschwinden dadurch, Geburtswehen verstärken sich. „Echte" Wehen erkennt man auch daran, dass sie regelmäßig wiederkehren, die Abstände abnehmen und ihre Intensität zunimmt. Kommen die Wehen alle zehn Minuten und dauern mindestens eine Minute an, hat die Geburt begonnen.

Ein weiteres Anzeichen für das Bevorstehen der Geburt ist das so genannte „Zeichnen": Dabei geht der etwa fingerkuppengroße Schleimpfropf ab, der während der Schwangerschaft den Muttermund verschließt. Manchmal ist er mit ein wenig Blut vermischt. Er löst sich, wenn der Muttermund sich zu öffnen beginnt. Das kann schon einige Tage, mitunter sogar Wochen vor der Geburt sein, manchmal löst er sich aber auch erst während der Geburt. Weitere Anzeichen, dass es bald losgeht, sind starke Schmerzen im Kreuz oder in der Leistengegend, ein Ziehen am Muttermund, Übelkeit, verstärkter Harndrang, Durchfall oder eine plötzliche Unruhe und Rastlosigkeit.

Auch ein vorzeitiger Blasensprung ist ein Anzeichen dafür, dass die Geburt begonnen hat oder bald beginnt. In der Regel springt die Fruchtblase erst während der Geburt. Doch bei jeder fünften Frau geschieht dies schon früher. Der vorzeitige Blasensprung leitet dann in der Regel die Wehentätigkeit ein. Je nachdem wie tief der Kopf des Kindes bereits im kleinen Becken sitzt, geht bei einem vorzeitigen Blasensprung eine große Menge Fruchtwasser in einem Schwall ab oder – wenn das Köpfchen die Fruchtblase quasi abdichtet – tröpfelt nach und nach heraus. Dass es sich um Fruchtwasser handelt, erkennen Sie am leicht süßlichen Geruch und daran, dass sich das Fließen nicht durch das Anspannen der Schließmuskeln stoppen lässt.

Geht das Fruchtwasser schwallartig ab, sollten Sie sich sofort hinlegen und liegend ins Krankenhaus transportieren lassen, da die Gefahr eines Nabelschnurvorfalls besteht. Wird die Nabelschnur eingeklemmt, kann schlimmstenfalls die Sauerstoffversorgung des Kindes unterbrochen werden. Auch wenn das Fruchtwasser tropfenweise abgeht, sollten Sie sich jetzt auf den Weg in die Klinik oder ins Geburtshaus machen.

Wie verläuft die Geburt?

Jede Geburt ist ein absolut einmaliges Ereignis und keine Geburt gleicht der anderen. Daher kann die Beschreibung eines „typischen" Geburtsverlaufes Ihnen nur eine annähernde Vorstellung dessen vermitteln, was Sie bei der Entbindung erwartet. Die Geburt selbst gliedert sich in drei ineinander übergehende Phasen.

Die erste und längste ist die *Eröffnungsphase*. Während dieser Phase wird der Muttermund durch die Wehen allmählich so weit geöffnet, dass der Kopf des Kindes hindurchpasst. Bei jeder Wehe ziehen sich die Muskeln im oberen Teil der Gebärmutter zusammen und drücken das Kind nach unten. Durch diesen rhythmischen Druck verschwindet nach und nach der Gebärmutterhals. Ist er ganz verstrichen, wird der Muttermund weiter und weiter auseinander gezogen – von anfangs knapp zwei Millimeter Durchmesser auf zehn Zentimeter! Die Wehen kommen dabei in immer kürzeren Abständen und immer größerer Intensität. Vor allem die letzte Zeit der Eröffnungsphase wird von vielen Frauen als sehr anstrengend und belastend empfunden.

Die Eröffnungsphase kann bei Erstgebärenden bis zu zwölf Stunden und länger dauern. Beim zweiten und weiteren Kindern gehts dann meist deutlich schneller. Viele Frauen sind daher beim ersten Kind viel zu früh in der Klinik und schaffen es beim zweiten gerade noch mit knapper Not, weil sie von der Dauer der ersten Geburt fälschlich auf die der zweiten geschlossen haben.

Die Dehnung des Muttermundes können Sie durch Herumgehen und wechselnde aufrechte Positionen unterstützen und beschleunigen. Lassen Sie sich von der Schwerkraft und dem Gewicht des Kindes helfen! Im Liegen wird der Muttermund entlastet und die Eröffnungsphase dauert umso länger. Nehmen Sie nach Möglichkeit häufig eine andere Haltung ein, um den Eröffnungsprozess voranzubringen. Empfehlenswerte Haltungen während des Geburtsprozesses werden weiter unten beschrieben.

Versuchen Sie, sich nicht gegen die Wehen zu wehren, bewusst zu atmen und sich nicht zu verkrampfen. Umso schneller kann sich der Muttermund öffnen und die optimale Sauerstoffversorgung Ihres Kindes ist sichergestellt, und die kann Ihr Baby jetzt gut gebrauchen. Schließlich arbeitet es aktiv daran mit, auf die Welt zu kommen. Bei jeder Wehe berührt die Gebärmutterwand die Fußsohlen des Kindes und löst damit den so genannten „Schreitreflex" aus: Das Kind bewegt die Beine und stößt sich in Richtung Ausgang ab. Jedes Mal, wenn sein Köpfchen den Muttermund berührt, drückt es außerdem kräftig dagegen und zieht den Kopf dann wieder ein. So hilft es mit, seinen Weg nach draußen zu bahnen.

Gerade in der voranschreitenden Eröffnungsphase kann ein warmes Wannenbad sehr entspannend sein. Wenn Sie starke Schmerzen haben und gleichzeitig frieren, kann Ihr Partner die Innenseite Ihrer Oberschenkel von oben nach unten massieren. Viele Frauen empfinden es auch als wohltuend, wenn ihr Partner fest gegen ihr Kreuzbein drückt oder diesen Bereich kräftig massiert. Wenn Ihnen aber nicht nach Berührung zumute ist, dürfen Sie das ruhig sagen! Tun und unterlassen Sie nichts „Ihrem Partner zuliebe". Das Kind bekommen Sie!

Wenn der Muttermund 8–9 cm eröffnet ist, befinden Sie sich in der *Übergangsphase*. Viele Frauen bezeichnen diese im Nachhinein als die unangenehmste Zeit der Geburt, den Zeitpunkt, an dem sie sich sagten: „Ich gehe jetzt nach Hause, ich will überhaupt kein Kind!" Die Wehen kommen während dieser Zeit in kurzen Abständen, aber unregelmäßig, sodass es schwer ist, sich darauf einzustellen. Gleichzeitig werden sie noch einmal heftiger. In dieser Phase springt in der Regel die Fruchtblase. Die Wehen folgen jetzt so dicht aufeinander, dass Sie kaum noch einen Abstand dazwischen wahrnehmen. Manchmal gibt es aber auch eine kleine Wehenpause. Manche Frauen würden jetzt gern schon mitschieben, dürfen das aber häufig noch nicht. In dieser Phase ist es besonders wichtig, dass Sie Ihrer Hebamme vertrauen und tun, was sie Ihnen sagt. Sie wird Ihnen anraten, den Drang mitzuschieben noch eine Weile zurückzustellen und die Wehen mit flacher, schwingender Atmung, dem so genannten „Hecheln", zu veratmen.

Lassen Sie Ihren Gefühlen freien Lauf. Schreien und stöhnen Sie, wenn Ihnen danach ist. Ihr Partner sollte darauf gefasst sein, dass Sie in dieser Phase sehr aggressiv sein können und dass sich Ihr Groll vorübergehend gegen ihn richten kann: Schließlich hat er Ihnen die Sache eingebrockt! Bereiten Sie ihn vor der Geburt schon einmal darauf vor. Glücklicherweise ist die Übergangsphase vergleichsweise kurz.

Und dann geht es richtig los: Die *Austreibungsphase*, der Höhepunkt des Geburtsgeschehens, beginnt! Wenn sich der Muttermund ganz geöffnet hat, bilden Gebärmutter und Scheide einen durchgehenden Weg, durch den Ihr Kind nun mit jeder Wehe ein Stückchen weiter nach draußen geschoben wird. Auf seinem Weg ans Tageslicht muss Ihr Baby rund zwanzig Zentimeter zurücklegen. Die Austreibungsphase dauert beim ersten Kind in der Regel zwischen zehn Minuten und zwei Stunden, bei den nächsten Kindern geht es deutlich schneller.

Die Kontraktionen der Gebärmutter reichen in der Regel aus, um das Kind Zentimeter für Zentimeter voranzuschieben. Schließlich sind die Wehen jetzt etwa viermal so kräftig wie während der Eröffnungsphase. Der Drang mitzuschieben wird aber immer stärker. Um Kraft zu sparen, sollten Sie ihm so lange wie möglich widerstehen. Ihre Hebamme wird Ihnen sagen, wann der kindliche Kopf tief genug ist, damit Sie aktiv mitarbeiten können. Oder Ihr Körper selbst gibt das Startsignal: Dann wird der Pressdrang so übermächtig, dass Sie gar nicht mehr anders können. Für viele Frauen ist es eine Erleichterung, wenn sie jetzt endlich mithelfen können.

Ihre gesamte Bauch- und Rumpfmuskulatur ist jetzt am Geburtsgeschehen beteiligt und jede Wehe löst erneut den Impuls aus, zu schieben und das Kind weiter hinauszudrücken. Früher hat man die Gebärende aufgefordert, während der Austreibungsphase auf Kommando mit ganzer Kraft zu pressen. Heute weiß man, dass dies die Geburt nicht nennenswert beschleunigt, und überlässt es häufig den Frauen selbst, ihren eigenen Rhythmus von Schieben und Pausieren zu bestimmen. Der Vorteil hierbei ist, dass Mutter und Kind nicht so schnell erschöpft sind und die Sauerstoffversorgung besser funktioniert.

Die Strecke durch den Geburtsweg ist auch für Ihr Kind sehr anstrengend. Ein gesundes Kind arbeitet bei jeder Wehe tüchtig mit, indem es sich mit beiden Füßen abstößt. Da hilft es Ihrem Baby sehr, wenn Sie es in dieser Zeit durch bewusste Atmung in den Wehenpausen mit besonders viel Sauerstoff versorgen. In dieser Phase wird Ihnen zwar noch einmal das Äußerste abverlangt. Doch Ihnen geht es besser: weil jetzt ein Ende in Sicht ist und weil die Vorfreude auf Ihr Baby immer stärker wird! Während der Austreibungsphase ist es sehr hilfreich, wenn Ihre Begleitung Sie stützt, massiert oder einfach Ihre Hand hält und Ihnen das Gefühl vermittelt, in dieser Ausnahmesituation nicht allein zu sein. Ganz wichtig ist auch, dass sie Ihnen Mut zuspricht und Sie daran erinnert, dass Sie es jetzt bald geschafft haben.

Ist der Kopf des Kindes bis zur Scheide vorgedrungen, sollten Sie mit dem Schieben aufhören, damit Sie keinen Dammriss erleiden. Achten Sie jetzt sorgfältig auf die Anweisungen Ihrer Hebamme. Das Gewebe braucht nun ein wenig Zeit, um sich vollends zu dehnen und das Köpfchen durchzulassen. Nun bewährt sich noch einmal die Hechelatmung, die Sie im Geburtsvorbereitungskurs gelernt haben. Vielleicht hilft es Ihnen, sich vorzustellen, dass Sie Ihr Baby jetzt auf Ihren Atemzügen schwimmend hinaustragen, es quasi in die Welt hinausatmen.

Ist der Kopf des Kindes geboren, folgt der restliche Körper sehr rasch: Nacheinander schlüpfen die Schultern heraus, Arme, Rumpf und Beine folgen. Und dann ist es da! Als Erstes sorgt die Hebamme für freie Atemwege. Wird die Nabelschnur nicht sofort unterbunden, wird das Kind über die Plazenta weiterversorgt und kann sich langsam an die eigene Atmung gewöhnen. In den meisten Entbindungseinrichtungen ist die aktive, d. h. medikamentöse Nachgeburtsphase zur Vermeidung eines höheren Blutverlustes der Mutter üblich. In diesen Fällen wird früh abgenabelt und das Neugeborene muss schlagartig die Eigenversorgung übernehmen. Wollen Sie oder Ihr Partner die Nabelschnur durchtrennen, sollten Sie dies mit der Hebamme frühzeitig absprechen.

Nun sollte man Ihnen das Kind nackt auf den Bauch legen und Sie beide gemeinsam zudecken. Durch den direkten Hautkontakt mit Ihnen wird das Kind nicht nur besser vor dem Auskühlen geschützt als durch Kleidung, es kann auch sofort mit Ihnen Kontakt aufnehmen: Über eine Distanz von zwanzig bis vierzig Zentimetern kann ein Neugeborenes klar und scharf sehen! Schauen Sie Ihr kleines Wunder an und heißen Sie es mit sanfter Stimme auf der Welt willkommen – diese kostbaren Augenblicke werden Sie Ihr Leben lang begleiten. Sofern kein Notfall vorliegt, sollte Ihr Baby (außer für die medizinisch erforderlichen Untersuchungen) die erste Stunde nach der Geburt so wenig wie möglich von Ihnen getrennt sein. In den meisten Kliniken lässt man der jungen Familie genug Zeit, sich ungestört und in Ruhe kennen zu lernen.

In der *Nachgeburtsphase* wird mithilfe der Nachwehen der Mutterkuchen ausgestoßen. Er hat das Kind bis zur Geburt versorgt und hat nun seine Schuldigkeit getan. Die Nachwehen tun im Vergleich zu den Geburtswehen beim ersten Kind kaum mehr weh. Bei jeder weiteren Geburt werden sie zunehmend schmerzhafter. Viele Mütter bekommen sie jedoch kaum mit, weil sie so mit ihrem Kind beschäftigt sind.

Sofern Sie keine starken Blutungen haben, kann man bis zu einer halben Stunde auf die Nachgeburt warten. Lässt sie länger auf sich warten, gibt es verschiedene Möglichkeiten, die Gebärmutter dazu zu „ermuntern", sich zusammenzuziehen und die Plazenta auszustoßen. Die schönste ist sicherlich, Ihr Kind anzulegen und an Ihrer Brust nuckeln zu lassen. Ist es dazu noch zu schwach, kann die Hebamme entweder die Brustwarzen stimulieren oder mit verschiedenen Handgriffen der Gebärmutter auf die Sprünge helfen. Auch die Schwerkraft kann noch einmal helfen: Wenn Sie sich aufrichten, löst sich die Plazenta manchmal durch das eigene Gewicht von der Gebärmutterwand ab. Nur wenn alle diese Maßnahmen nicht helfen oder die ausgestoßene Plazenta nicht vollständig war, ist ein Eingriff notwendig: Die Plazenta bzw. ihre Reste werden unter Narkose von Hand herausgeholt oder die Gebärmutter ausgeschabt, damit Sie vor Infektionen und Nachblutungen geschützt sind.

Welche Geburtshaltungen gibt es?

Hierzulande galt lange Zeit die liegende Position als die einzig wahre, die „klassische" Geburtshaltung. Diese Sichtweise stammt jedoch noch aus der Zeit, in der der entbindende Arzt das Heft des Handelns in der Hand hielt und für die gebärende Frau nur die Rolle der passiven Patientin blieb. Tatsächlich ist es für den Arzt am einfachsten und bequemsten, wenn die Gebärende auf einem Bett liegt. Aus diesem Grund wird diese Position bis heute in manchen Kliniken empfohlen oder gar befohlen. Die Erfahrung hat jedoch gezeigt, dass eine Geburt im Liegen eine der langsamsten und damit für die Frau eine der schmerzhaftesten ist. Im *Liegen* wird der Muttermund entlastet und öffnet sich wesentlich langsamer. Die Eröffnungsphase dauert deshalb umso länger. Außerdem wird in dieser Position die Beckenöffnung verkleinert. Und schließlich muss die Mutter das Kind in der Austreibungsphase auch noch gegen die Schwerkraft schräg nach oben drücken.

Mittlerweile hat sich weitgehend die Erkenntnis durchgesetzt, dass die Mutter die meiste Arbeit bei einer Geburt leistet, während Hebamme, Arzt und Klinikpersonal im Idealfall als Geburts-Helfer assistieren. Vor diesem Hintergrund sind inzwischen die meisten Kliniken und Geburtshäuser darauf eingerichtet, den Frauen unterschiedliche Geburtshaltungen zu ermöglichen. Achten Sie schon bei der Besichtigung darauf, ob Gymnastikbälle, Hocker, Matratzen, Sprossenwände und ähnliche Hilfsmittel vorhanden sind. Und wenn Sie zu Hause entbinden möchten, probieren Sie am besten einmal in Ruhe aus, an welchen Möbeln Sie sich in welcher Haltung bequem anlehnen oder abstützen können.

Wie schon erwähnt, ist gerade während der Eröffnungsphase eine aufrechte Haltung sehr zu empfehlen. Der Druck des Köpfchens auf den Muttermund sorgt dafür, dass dieser sich schneller weitet. Er verstärkt außerdem die Ausschüttung des Hormons Oxytocin, das für die Wehentätigkeit zuständig ist. So wird die Eröffnung zusätzlich beschleunigt. Sie sollten auch wissen, dass bei aufrechter Haltung die Sauerstoffversorgung von Mutter und Kind in der Regel deutlich besser ist.

Es gibt verschiedene Möglichkeiten, die Wehen *stehend* zu durchleben. Sie können sich mit durchgestreckten Armen an einer Wand abstützen. Die Beine stehen dabei breit auseinander. In dieser Haltung können Sie Ihr Becken langsam kreisen lassen. Wenn Sie die Arme anwinkeln und die Unterarme an der Wand abstützen, können Sie zum Ausruhen den Kopf auf die Arme sinken lassen. In dieser Haltung können Sie Schultern und Nacken gut entspannen. Probieren Sie auch aus, ob es Ihnen gut tut, zwischendurch ein Bein hochzustellen, z. B. auf einen stabilen Stuhl. Die Hilfe Ihres Partners brauchen Sie bei den folgenden Positionen: Lehnen Sie sich mit dem Rücken gegen Ihren Partner, der dabei von hinten mit beiden Armen Ihren Bauch umfasst. Gemeinsam wiegen Sie sich dann sacht hin und her. Oder Sie stützen sich vornüber gebeugt mit beiden Händen auf einem Tisch ab. Während Sie sich in der Hüfte wiegen, übt Ihr Partner mit geballten Fäusten festen Druck auf Ihr Kreuz- und Steißbein aus. Das lindert den Schmerz. Solange Sie den Kopf Ihres Kindes noch nicht in der Scheide spüren, können Sie auch eine Zeit lang rittlings auf einem Stuhl *sitzen* und die Arme auf die Lehne stützen. Drückt Ihr Partner in dieser Haltung fest gegen Ihr Steißbein, verringert das den Wehenschmerz. Zur Abwechslung können Sie sich auch mit untergeschlagenen Beinen auf den Boden setzen. Dazu lassen Sie sich aus dem Kniestand auf Ihre Beine nieder. Die Fersen kippen nach außen, die Zehen zeigen zueinander. Die Knie sind leicht gespreizt, der Rücken gerade aufgerichtet. Wird Ihnen diese Haltung unbequem, beugen Sie sich nach vorn, bis die Unterarme parallel zueinander auf dem Boden liegen und der Bauch zwischen den gespreizten Knien ruht. Diese Position unterstützt die Öffnung des Beckenbodens. Zur Abwechslung können Sie – bei unveränderter Armhaltung – auch für eine Weile in den Kniestand gehen.

In der *Hocke* und im Kniestand hilft während der Austreibungsphase die Schwerkraft mit, das Kind auf die Welt zu bringen. In der Hocke öffnet sich zudem Ihr Körper, sodass das Kind leichter durchtreten kann. Wenn Sie während der Geburt auf die Hockstellung zurückkommen möchten, müssen Sie diese vorher üben, da sie eine gewisse Gelenkigkeit erfordert und den meisten Mitteleuropäerinnen einfach nicht mehr geläufig ist. Halten Sie sich anfangs an einer Türklinke oder an den Händen Ihres Partners fest und lassen Sie sich dann mit gespreizten Knien in die Hocke nieder. Die Fußsohlen bleiben dabei flach auf dem Boden. Wenn Ihnen dies Schwierigkeiten bereitet, können Sie sich anfangs auf einen Bücherstapel niederlassen (den Sie bei fortschreitendem Trainingserfolg Buch um Buch verkleinern) und zu Beginn ein zusammengerolltes Handtuch unter Ihre Fersen legen. Wollen Sie während der Austreibungsphase hocken, lassen Sie sich von zwei Personen rechts und links stützen, die auch Ihre Knie festhalten. Oder Ihr Partner sitzt hinter Ihnen auf einem Stuhl und stützt Sie in der Hocke ab.

Bevorzugen Sie während der Austreibungsphase den *Kniestand*, sollten Sie ebenfalls von beiden Seiten oder von hinten gestützt werden. Oder Sie beugen sich vornüber und stützen den Oberkörper auf einen gepolsterten Stuhl. Vielleicht ist Ihnen auch der halbe Kniestand – auf einem Bein kniend, das andere noch vorn aufgestellt – angenehmer. Oder Sie wählen den Vierfüßlerstand. In diesem Fall kniet die Hebamme hinter Ihnen, um das Kind in Empfang zu nehmen. Sind Ihnen diese Haltungen zu anstrengend, ist der Gebärhocker eine gute Alternative.

Welche Geburtshaltung ist die beste?

Welche Geburtshaltung die beste ist, kann man so pauschal nicht sagen. Klären Sie vorab mit Ihrer Hebamme, ob eine bestimmte Position aus ihrer Sicht besonders ungünstig oder schwierig ist. Es ist nicht ratsam, in einer Haltung entbinden zu wollen, mit der die Geburtshelferin große Schwierigkeit hat, weil sie z. B. Ihren Damm nicht richtig stützen kann. Und: Legen Sie sich nicht von vornherein auf ein „Programm" fest, sondern hören Sie auf Ihren Körper – er wird Ihnen sagen, welche Haltung wann die richtige für Sie ist!

Die meisten Frauen verspüren während des Geburtsvorgangs einen ausgeprägten Bewegungsdrang. Diesem Drang sollten Sie ruhig nachgeben. Wenn Sie aus medizinischen Gründen an Geräte angeschlossen werden müssen, die Ihre Bewegungsfreiheit einschränken, fragen Sie, ob diese Kontrolle nicht auch durch eine mobile Einheit gewährleistet werden kann.

Gerade während der Eröffnungsphase ist es gut, viel herumzugehen, weil sich durch den kräftigen Druck des Babyköpfchens der Muttermund schneller öffnet. Gut sind in dieser Phase der Geburt auch hockende Stellungen mit leicht gespreizten Beinen, die den Beckenboden entlasten. Gehen Sie auch etwa stündlich zur Toilette (auch wenn Sie keinen Harndrang verspüren), denn eine volle Blase hemmt die Wehentätigkeit, und bleiben Sie eine Weile mit geöffneten Beinen sitzen.

Erfahrungsgemäß tut es den meisten Frauen gut, im Verlauf des Geburtsprozesses unterschiedliche Haltungen einzunehmen. Wer häufiger einmal die Position wechselt, vermeidet Verkrampfungen und wird besser mit den Wehen fertig. Wenn Sie jeweils die für Sie bequemste Haltung einnehmen, wird nicht nur der Wehenschmerz geringer, die Wehen selbst werden gleichzeitig wirksamer. Vor allem in der sehr beschwerlichen Übergangsphase kann schon eine leichte Änderung der Position den Geburtsverlauf sehr beschleunigen.

Nicht zu unterschätzen ist auch die psychologische Seite der Bewegung: Viele Frauen fühlen sich sicherer und wohler, wenn sie die Geburt selbst aktiv gestalten und voranbringen, statt tatenlos dazuliegen und die Ereignisse passiv über sich ergehen zu lassen.

Das heißt nun nicht, dass Sie während der gesamten Geburt auf den Beinen sein müssen! Natürlich dürfen und sollen Sie sich zwischendurch hinlegen und ausruhen, wenn Ihnen danach ist. Doch auch alle anderen Haltungen, die Ihnen angenehm sind, sollten Sie abwechselnd einnehmen: Sie können sitzen, hocken, stehen, sich auf alle viere niederlassen oder sich auf Ellenbogen und Knie gestützt ausruhen. Am besten probieren Sie vor der Geburt unterschiedliche Haltungen aus, damit Sie wissen, wie sie gehen und was Ihnen gut tut. Manche Haltungen, z. B. die Hocke, sind für Ungeübte eher schwierig. Wenn Sie solche Positionen bei der Geburt einnehmen möchten, sollten Sie sie vorher trainieren, damit Ihre Muskeln und Gelenke der Beanspruchung gewachsen sind.

Ideal ist es, wenn Ihr Partner sich ebenfalls mit den verschiedenen Geburtspositionen vertraut macht. So fällt es Ihnen beiden leichter, Ihnen die jeweils angenehmste Haltung zu verschaffen. Ihr Partner kann Sie jeweils nach etwa einer halben Stunde zu einem weiteren Haltungswechsel ermuntern. Wenn Sie durch den Geburtsprozess stark in Anspruch genommen sind, werden Sie selbst vielleicht nicht mehr daran denken oder sich dazu nicht mehr in der Lage fühlen.

Welche Übungen mache ich während der Schwangerschaft?

Für die Schwangerschaftsgymnastik gibt es kein Patentrezept, kein „richtig" oder „falsch". Manche Übungen helfen Ihnen, mit den verschiedenen Schwangerschaftsbeschwerden besser fertig zu werden. Andere schulen Ihr Bewusstsein für den eigenen Körper und das kommt Ihnen während der Geburt zugute. Manche Übungen sind auch eigens dazu gedacht, Ihnen schon während der Schwangerschaft einen innigen Kontakt zu Ihrem Kind zu ermöglichen. Probieren Sie in Ruhe aus, welche Übungen Ihnen und Ihrem Baby gut tun. Stellen Sie sich Ihr ganz persönliches Wohlfühlprogramm zusammen und variieren Sie es nach Lust und Laune.
Denken Sie daran: Sie treiben keinen Leistungssport, sondern unterstützen Ihren Körper und Ihr Baby ganz sanft bei der Vorbereitung auf die Geburt. Achten Sie darum bei allen Übungen darauf, dass Sie sich nicht überanstrengen und nicht verkrampfen.

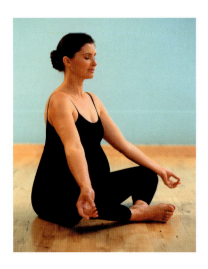
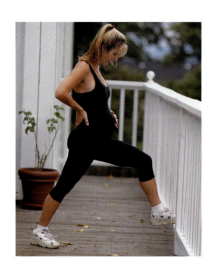

Entspannt liegen

Legen Sie sich auf den Rücken. Ihr Kopf ruht auf ein bis zwei Kissen, die leicht aufgestellten Knie werden durch mehrere Kissen oder eine dicke Rolle gestützt. Breiten Sie die Arme aus, die Hände liegen, Handfläche nach oben, etwa auf einer Linie mit Ihrer Hüfte. Atmen Sie mit geschlossenen Augen langsam ein und aus. Unter die rechte Seite legen Sie bitte ein kleines Kissen, um die Durchblutung der unteren Hohlvene zu gewährleisten.

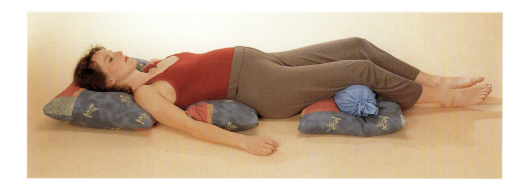

Den eigenen Atemrhythmus wahrnehmen

Sie sitzen mit überkreuzten Beinen auf der Kante eines kleinen Kissens. Die Hände ruhen entspannt auf den Knien, die mit Kissen bequem abgestützt sind. Entspannen Sie Nacken und Wirbelsäule. Das Kinn sinkt etwas Richtung Brust. Konzentrieren Sie sich dann für ein paar Minuten mit geschlossenen Augen auf den Rhythmus Ihrer Atmung: ein – aus – Pause – ein – aus – Pause …

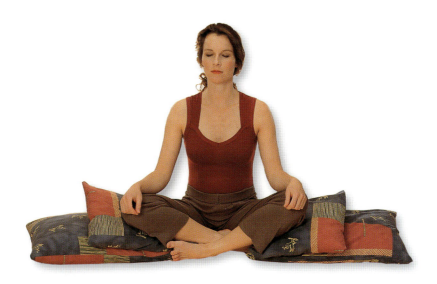

Spüren Sie Ihr Kind
Sie machen es sich mit locker gekreuzten Beinen und aufrechtem Rücken bequem. Kissen stützen Ihre Knie. Legen Sie beide Hände sanft auf die untere Hälfte Ihres Bauches und lauschen Sie mit geschlossenen Augen Ihrem Atem. Wandern Sie nun in Gedanken zu Ihrem Kind. Stellen Sie sich vor, wie es geborgen in Ihnen ruht und Ihrem Herzschlag lauscht. Verweilen Sie so einige Minuten in innerer Zwiesprache mit Ihrem Baby.

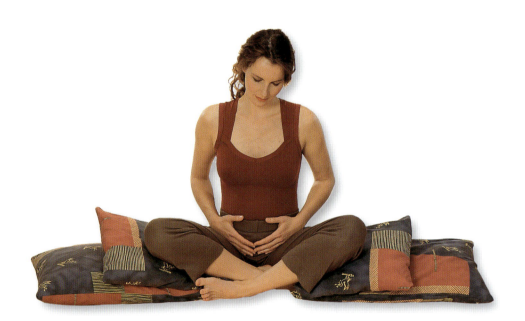

Verspannungen in Schultern und Nacken lösen

Sie sitzen mit überkreuzten Beinen, die Hände locker auf den abgestützten Knien, aufrecht auf einem Kissen. Lassen Sie die Lendenwirbelsäule nach unten los und entspannen Sie die Schultern. Atmen Sie ruhig und gleichmäßig mit geschlossenen Augen und kreisen Sie ganz langsam mit dem Kopf: dreimal rechtsherum – Pause – dreimal linksherum – Kopf sacht aufrichten. Kreisen Sie dann mehrmals ganz langsam mit den Schultern nach hinten und lassen Sie sie dann fallen. Legen Sie Hände vor der Brust gegeneinander und atmen Sie einige Minuten lang bewusst ruhig weiter.

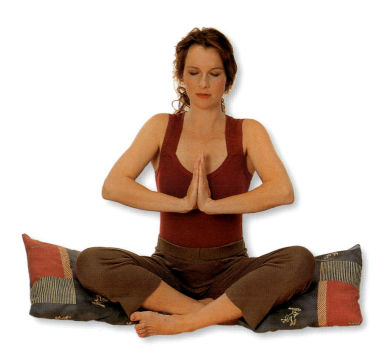

Die Durchblutung in den Beinen anregen

Sie sitzen mit gestreckten Beinen vor einer Wand, Ihr Rücken ist gut abgestützt. Die Füße liegen etwa schulterbreit auseinander, die Hände ruhen auf den Oberschenkeln. Lassen Sie die Anspannung im unteren Rücken los. Wackeln Sie jetzt kräftig mit den Zehen, lassen kurz locker und richten die Füße dann so auf, als wollten Sie mit den Zehen die Schienbeine berühren (zehnmal abwechselnd). Dann spreizen Sie die Beine etwas weiter und kreisen mit beiden Füßen erst zehnmal von außen nach innen, dann zehnmal von innen nach außen. Zehnmal im Wechsel, dann ausschütteln.

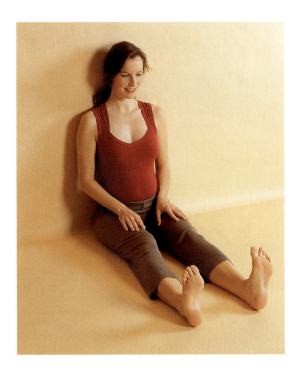

Fußmassage mit dem Tennisball

Sie stehen mit leicht gebeugten Knien und aufgerichtetem Becken. Nun setzen Sie den linken nackten Fuß auf einen Tennisball und rollen diesen mit festem Druck hin und her, sodass alle Bereiche des Fußes einschließlich der Innen- und Außenkanten massiert werden. Anschließend kommt der rechte Fuß an die Reihe.

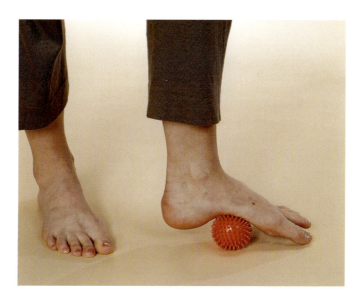

Krampfadern vorbeugen durch die „Venenpumpe"

Lagern Sie die Beine hoch oder strecken Sie sie im Sitzen oder Liegen durch. Dann beugen und strecken Sie die Zehen ein paarmal im Wechsel, als ob Sie etwas greifen wollten. Anschließend schreiben Sie einige Male Ihren Namen in die Luft. Zum Schluss lassen Sie die Füße kreisen oder kippen sie nach innen und außen.

Gegen kalte Hände
Sie knien aufrecht auf einer weichen Unterlage. Die herabhängenden Hände sind locker verschränkt. In einer fließenden Bewegung winkeln Sie die Arme an, drehen die Handflächen nach außen und drücken die Arme durch. Die Finger werden behutsam gedehnt. Nach einigen Atemzügen lassen Sie die Spannung los, die Hände sinken zurück in die Ausgangsposition. Mehrmals wiederholen, dann ausschütteln.

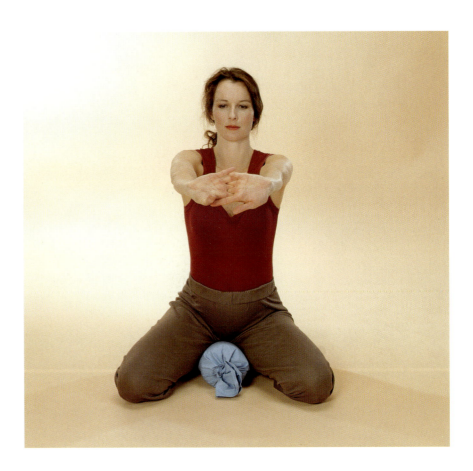

Die Verspannung in Schultern und Nacken lösen

Sie sitzen mit überkreuzten Beinen, die Hände locker auf den abgestützten Knien, aufrecht und entspannt auf den Kissen. Bewegen Sie nun ganz langsam Ihre rechte Hand zu Ihrem linken Knie. Die Drehung umfasst den ganzen Oberkörper, bis Sie über Ihre linke Schulter schauen. Jetzt lassen Sie die linke Hand entspannt hinter Ihnen zu Boden sinken. Verweilen Sie ruhig atmend einen Moment, bevor Sie in die Ausgangsposition zurückkehren und sich zur anderen Seite drehen.

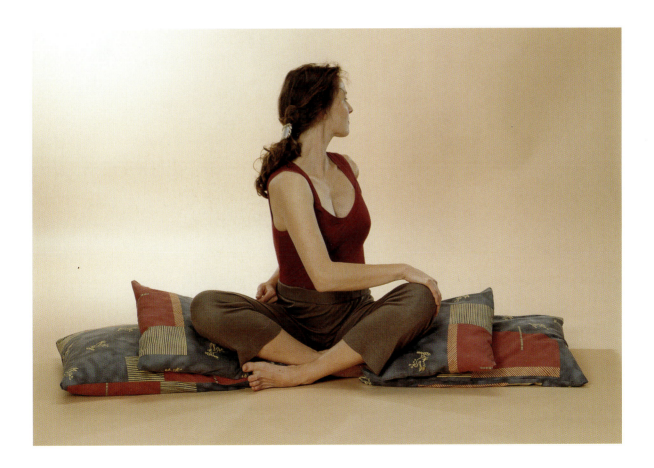

Die Schultern entspannen und freier atmen
Sie sitzen, unterstützt durch ein Kissen oder eine Nackenrolle, aufrecht und entspannt auf den Fersen. Die Zehenspitzen zeigen zueinander. Jetzt heben Sie langsam den rechten Arm und legen die Hand leicht auf den Rücken. Die Finger zeigen zum Boden. Umfassen Sie dann mit der anderen Hand den Ellenbogen und ziehen ihn vorsichtig nach oben, bis Sie die Dehnung in Schulter und Arm spüren. Die Spannung einen Moment halten, dann die Arme sinken lassen. Mit dem anderen Arm wiederholen.

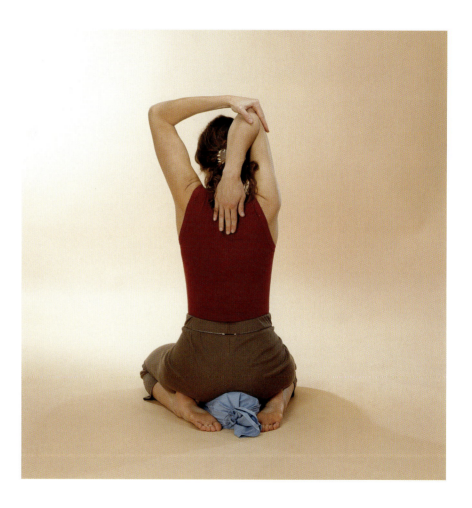

Die Schultern dehnen und entspannen
Sie sitzen etwa 30 cm vor einer Wand mit leicht gespreizten Knien auf Ihren Fersen. Nun lehnen Sie sich aus der Hüfte heraus mit erhobenen Armen nach vorn, bis Ihre Handflächen etwa in Schulterbreite an der Wand liegen. Verlagern Sie Ihr Gewicht so, dass Ihr Steißbein zu den Fersen hinzeigt, und dehnen behutsam die Schultern. Nach einigen Atemzügen richten Sie sich Wirbel für Wirbel langsam wieder auf. Anschließend lassen Sie die Schultern langsam kreisen.

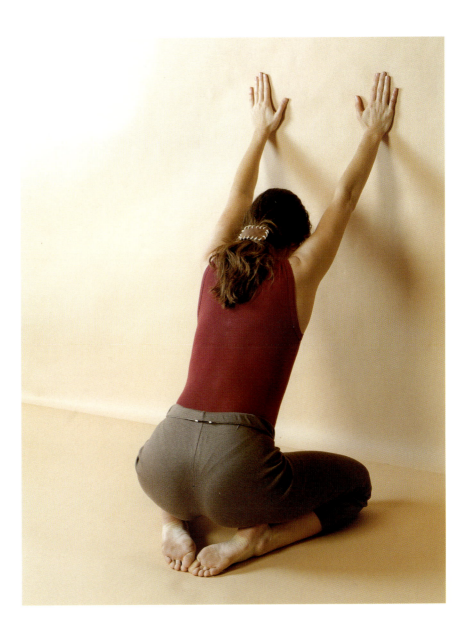

Die Schultern entspannen und den Bauchraum weiten

Sie knien in aufrechter Haltung. In einer fließenden Bewegung winkeln Sie die Arme an und kehren die verschränkten Hände nach außen, führen mit dem nächsten Ausatmen die leicht gebeugten Arme langsam über den Kopf (ohne ins Hohlkreuz zu gehen!) und strecken behutsam die Arme. Spannung einen Moment lang halten, mit dem nächsten Ausatmen Arme senken. Mehrmals wiederholen, dann ausschütteln.

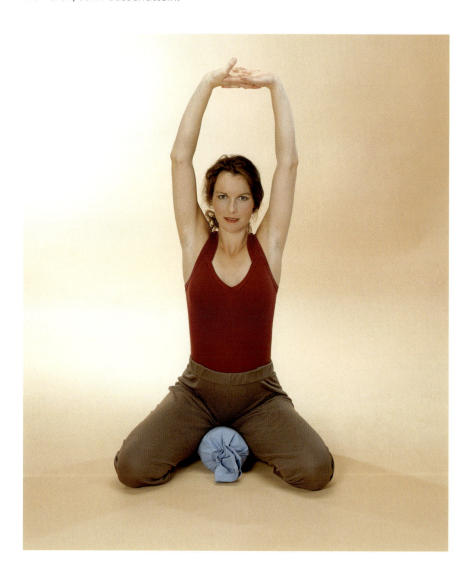

Sie sitzen bequem, mit locker gekreuzten Beinen und aufrechtem Rücken. Kissen stützen Ihre Knie. Ihre Arme sind seitlich ausgestreckt, die Fingerspitzen berühren den Boden. Nun heben Sie ganz langsam Ihre Arme bis auf Schulterhöhe, verharren kurz und lassen sie genauso langsam wieder sinken. Dabei gleichmäßig durchatmen.

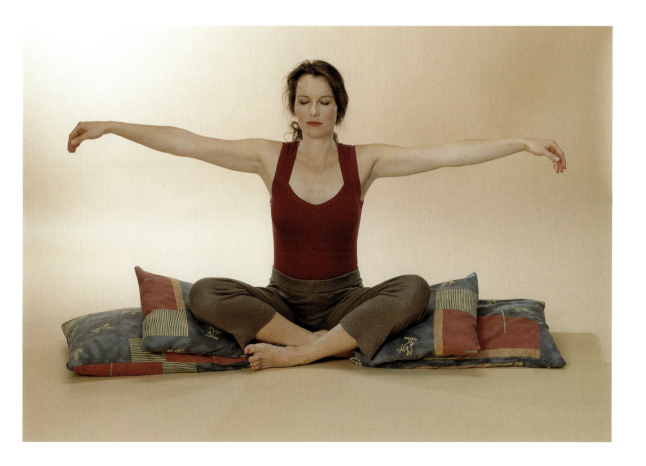

Im Sitzen den Oberkörper entspannen
Lehnen Sie sich entweder gut abgestützt an eine Wand oder setzen Sie sich aufrecht auf die Kante eines Kissens, sodass Ihr Steißbein unterstützt wird. Die ausgestreckten Beine sind so weit gespreizt, wie es bequem ist. Die Hände ruhen auf den Knien. Lassen Sie jetzt Rücken und Schultern bewusst los. Lauschen Sie mit geschlossenen Augen Ihrem Atem. Spüren Sie nach, wie Ihre Beine aufliegen und der Boden Ihr Gewicht trägt. Verweilen Sie einige Atemzüge lang in dieser Position.

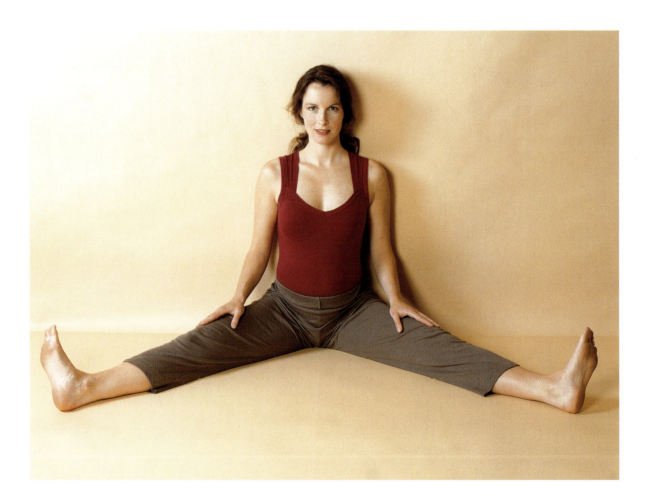

Das Becken lockern und weiten

Beugen Sie die Knie zum Schneidersitz und legen Sie die Fußsohlen gegeneinander. Nehmen Sie die Füße nur so nah an den Körper, dass Sie kein Ziehen in der Leistengegend spüren. Wenn es bequemer für Sie ist, unterstützen Sie die Knie mit Kissen. Lassen Sie nun den unteren Rücken los und richten Sie die Wirbelsäule langsam auf. Atmen Sie in dieser Haltung eine Weile ruhig und gleichmäßig. Zum Schluss führen Sie mit den Händen die Knie sanft nach oben zusammen.

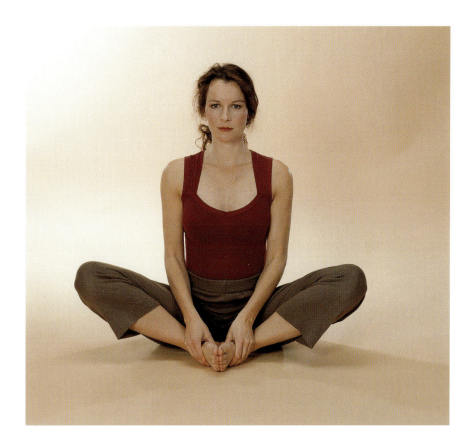

Die Leistengegend und den unteren Rücken entspannen

Setzen Sie sich mit gespreizten Beinen auf ein Kissen. Lehnen Sie sich leicht zurück, mit den Händen stützen Sie sich rücklings ab. Lassen Sie Ihr Steißbein bewusst los. Die Schultern ziehen Sie ein wenig nach hinten und unten und atmen langsam und gleichmäßig. Nun lassen Sie die Anspannung der Beine bewusst los und spüren nach, wie der Boden sie trägt. Einige Atemzüge so verweilen, dann langsam wieder aufrichten.

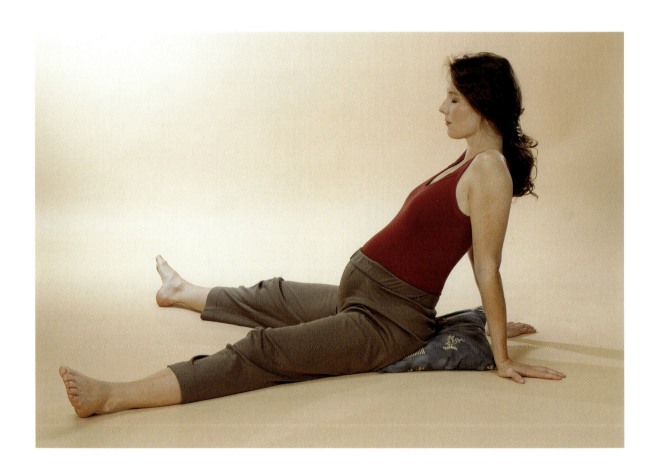

Variante
Dieselbe Übung können Sie auch im Schneidersitz durchführen, wenn Ihnen diese Stellung angenehmer ist.

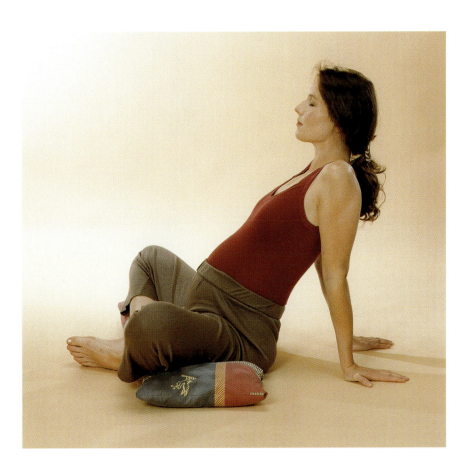

Entspannt sitzen

Legen Sie ein dickes Kissen auf die Sitzfläche, sodass im Sitzen Ihr Becken oberhalb Ihrer Knie ist. Rücken Sie bis ganz an die Lehne heran und stützen Ihren Rücken bei Bedarf durch ein zusätzliches Kissen im Kreuz. Die Knie sind leicht gespreizt, die Füße liegen flach auf den Boden auf. Schließen Sie nun die Augen und lauschen Sie Ihrem Atem.

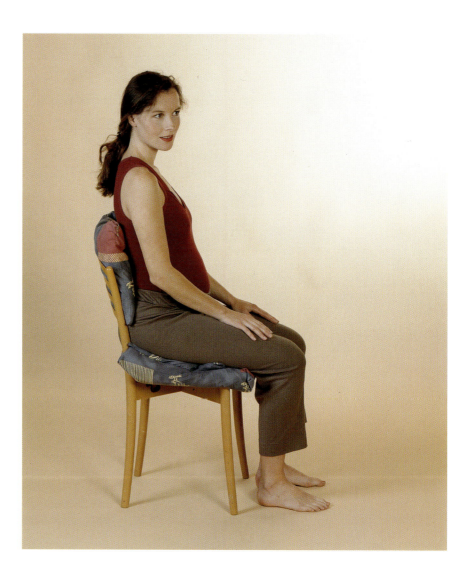

Dem Baby ins kleine Becken helfen

So helfen Sie Ihrem Baby kurz vor der Geburt in die richtige „Startposition" (Köpfchen im kleinen Becken). Setzen Sie sich – eventuell gestützt durch Kissen oder eine Nackenrolle – auf Ihre Fersen. Die Zehen zeigen zueinander. Die Hände liegen auf den Oberschenkeln. Lassen Sie Ihr Steißbein Richtung Boden und das Kinn auf die Brust sinken und richten Sie Ihre Wirbelsäule behutsam auf. Lauschen Sie Ihrem Atem.

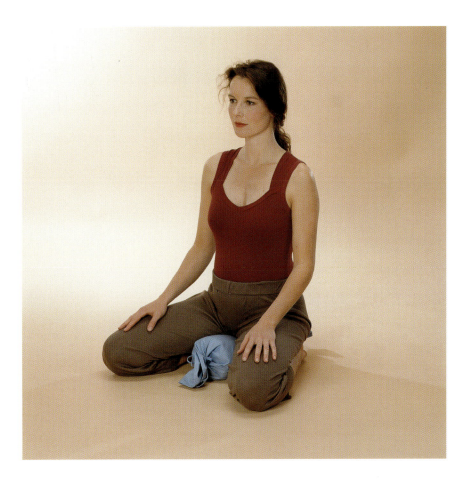

Die Wirbelsäule entspannen

Setzen Sie sich so hin wie in der vorigen Übung beschrieben. Lassen Sie die Lendenwirbelsäule bewusst Richtung Boden los. Dann heben Sie langsam die Arme bis über Ihren Kopf, ohne dabei ins Hohlkreuz zu gehen! Wichtig ist, dass Sie auch in den Schultern locker bleiben. Verweilen Sie einige Atemzüge in dieser Haltung, bevor Sie die Arme wieder sinken lassen.

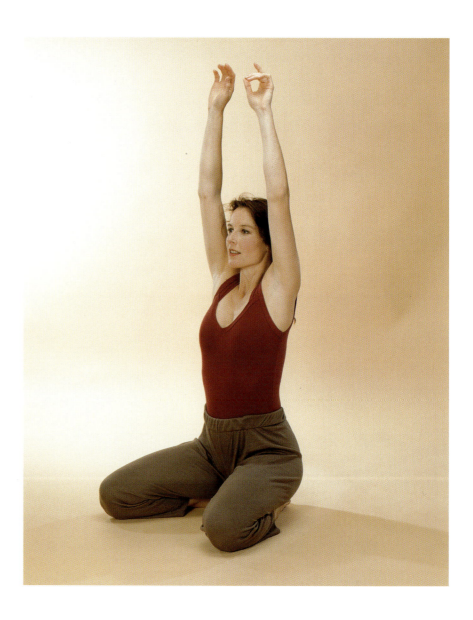

Den Rücken entlasten

Sie sitzen mit erhobenen Armen im Kniesitz, wie in der vorigen Übung beschrieben. Lassen Sie jetzt Ihr ganzes Gewicht bewusst Richtung Boden sinken. Aus dieser Haltung beugen Sie sich aus der Hüfte heraus langsam nach vorn, ohne Ihren Körperschwerpunkt zu verlagern, und stützen sich mit den Händen ab. Der Rücken bleibt gerade. Spüren Sie einige Atemzüge lang, wie Ihre ganze Wirbelsäule sanft in die Länge gezogen und entspannt ist. Dann richten Sie sich langsam wieder auf, indem Sie bewusst zuerst das Becken aufrichten und erst dann den Rücken, von unten nach oben, Wirbel für Wirbel, bis Sie zuletzt den Kopf aufrichten.

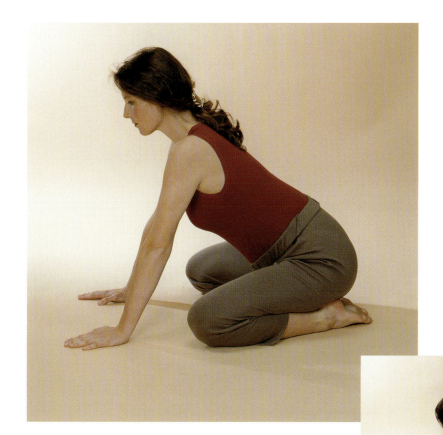

Die Wirbelsäule und die Schultern entspannen

Sie sitzen auf Ihren Fersen, Ihr ganzes Gewicht ruht im Becken. Nun beugen Sie sich aus der Hüfte heraus mit geradem Rücken langsam nach vorn: Erst stützen Sie sich auf die Hände, dann auf die Unterarme. Der Po bleibt auf den Fersen. Wenn Sie mit der Stirn auf dem Boden liegen, strecken Sie die Arme lang aus und spüren Ihrem Atem nach. Anschließend langsam, Wirbel für Wirbel, wieder aufrichten.

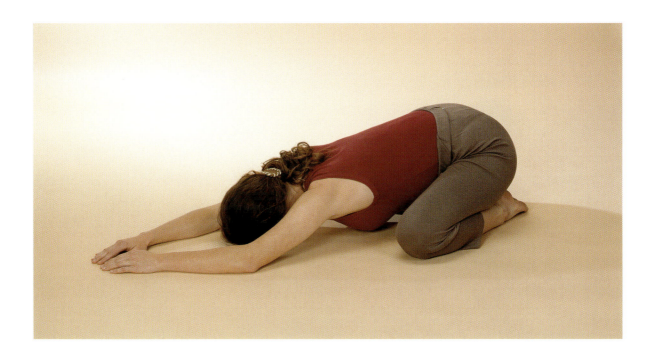

Den Rücken entlasten und das Baby wie in einer Hängematte schaukeln
Lassen Sie sich so auf alle viere nieder, dass Hände, Knie und Füße auf einer Linie liegen. Ihr Rücken ist gerade und hängt nicht ins Hohlkreuz durch, Ihr Nacken entspannt. Mit dem Ausatmen machen Sie einen leichten Katzenbuckel: Ihr Steißbein bewegt sich langsam nach unten auf Ihre Fersen zu, Ihr Becken richtet sich ein wenig auf. Beim Einatmen kehren Sie in die Ausgangsposition zurück. Mehrmals wiederholen.

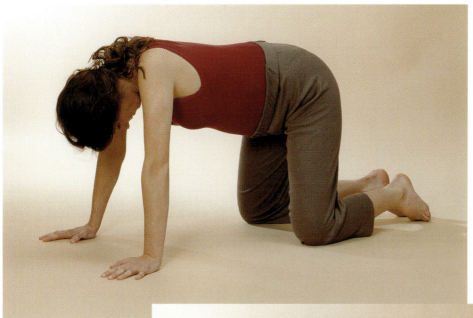

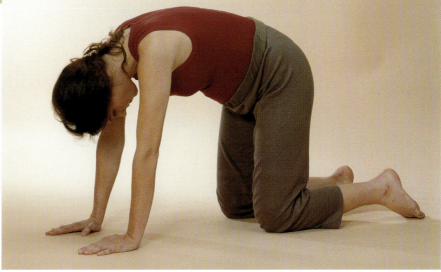

Entspannt stehen und Rückenschmerzen vermeiden

Ihre Füße stehen etwa schulterbreit auseinander. Setzen Sie die Fersen leicht auswärts und ziehen die Innenknöchel ein wenig nach oben. Ihre Knie sind leicht gebeugt und locker. Ihr Becken ist aufgerichtet und nicht nach vorn gekippt – wie eine Schale voll Wasser, das Sie nicht verschütten möchten. Streichen Sie jetzt mit beiden Händen Ihre Lendenwirbelsäule nach unten hin aus und lassen Sie das Steißbein bewusst zum Boden hin los. Die Hände ruhen auf den Hüftknochen, die Schultern sind entspannt. Atmen Sie in dieser Haltung ruhig und gleichmäßig.

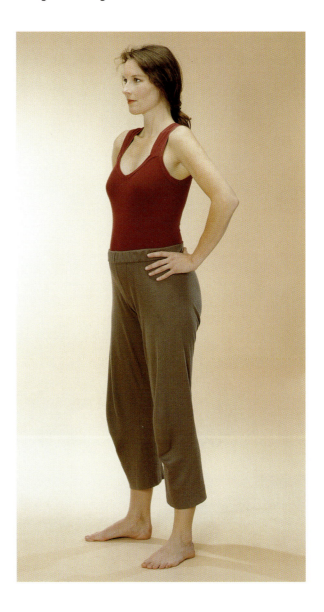

Rücken, Nacken und Schultern entspannen

Stellen Sie sich aufrecht und entspannt vor einen Stuhl, den linken Fuß auf der Sitzfläche. Nun führen Sie langsam Ihre rechte Hand zur Außenseite des linken Knies. Nur den Oberkörper, nicht die Hüfte drehen! Lassen Sie jetzt die linke Schulter bewusst locker. Verharren Sie kurz, bevor Sie in die Ausgangsposition zurückkehren. Führen Sie die rechte Hand nun bis zur Außenseite des linken Oberschenkels, die Drehung des Oberkörpers ist jetzt stärker. Zurück zur Ausgangsposition, Seiten wechseln.

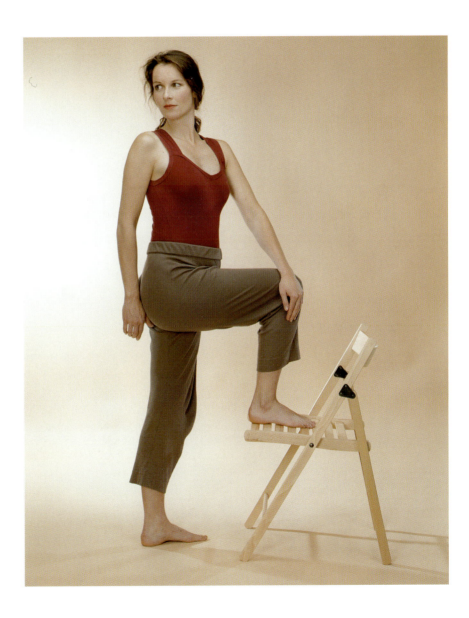

Wadenkrämpfen vorbeugen
Lehnen Sie sich mit verschränkten Händen mit den Unterarmen vornüber an eine Wand. Beugen Sie das rechte Knie und stellen das gestreckte linke Bein im Ausfallschritt nach hinten. Drücken Sie nun behutsam die linke Ferse Richtung Boden, sodass die Rückseite des Beines gedehnt wird. Gleichmäßig atmend die Spannung einen Moment halten, dann Seite wechseln.

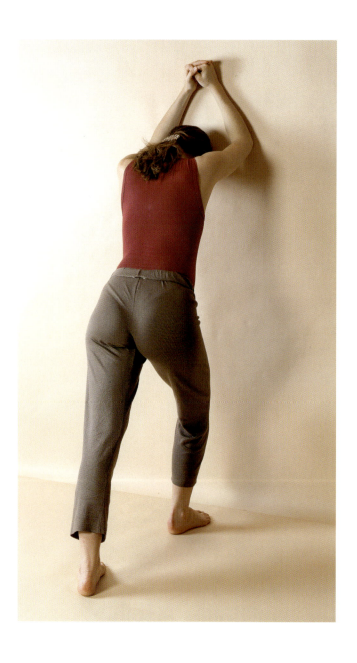

Mit dem Becken kreisen

Legen Sie sanfte Musik auf und stellen Sie sich mit leicht gebeugten Knien hin. Die Füße stehen etwa in Schulterbreite, das Becken ist aufgerichtet. Die leicht angewinkelten Arme heben Sie so weit an, dass die Hände etwas über Schulterhöhe sind. Nun lassen Sie ganz langsam und bedächtig Ihre Hüften kreisen.

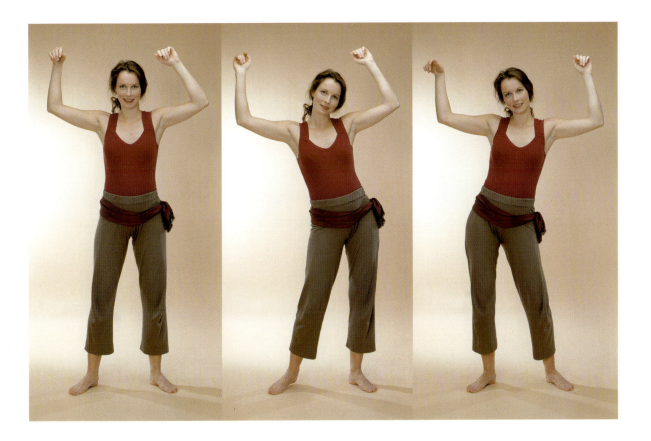

Das Becken in den letzten Schwangerschaftswochen sanft öffnen

In den letzten Schwangerschaftswochen (bei Krampfadern oder Muttermundschwäche auch schon vorher) sollten Sie nicht mehr in die tiefe Hocke gehen. Stellen Sie einen niedrigen Hocker oder einen soliden Bücherstapel vor eine Wand. Stellen Sie sich mit leicht gegrätschten Beinen und aufrechtem Rücken davor und gehen Sie in dieser Haltung jeweils mit dem Ausatmen immer weiter in die Knie, bis Sie sitzen. Mit weit geöffneten Knien an die Wand gelehnt eine Weile sitzen.

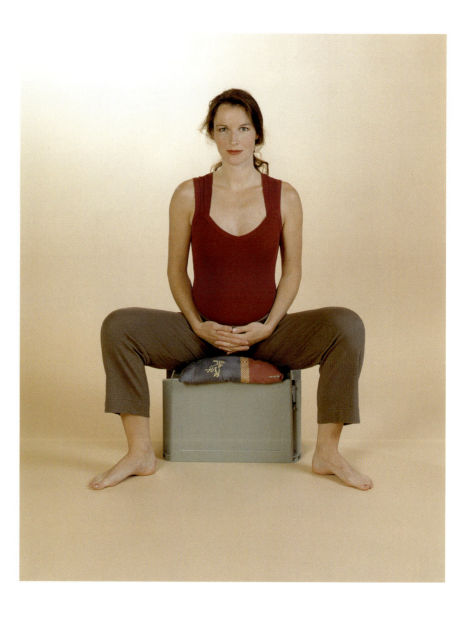

Hocken (nur bis zur 34. Schwangerschaftswoche!)

Wollen Sie in der Hocke gebären, sollten Sie diese Position trainieren. Stellen Sie die Füße gut schulterbreit auseinander. Anfangs können Sie sich eine Handtuchrolle unter die Fersen legen. Nun gehen Sie langsam in die Knie. Die Fersen bleiben am Boden, der Rücken aufrecht. In der Hocke verschränken Sie die Hände, die Ellenbogen stützen die geöffneten Knie. Entspannen Sie bewusst die Wirbelsäule. Verweilen Sie ruhig atmend in dieser Haltung und kommen Sie dann langsam und aufrecht wieder hoch.

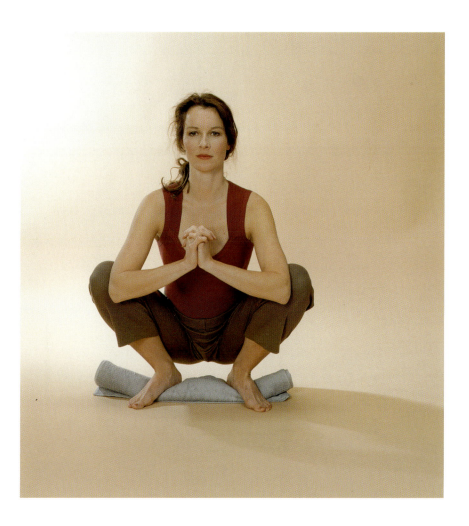

Den Beckenboden trainieren
Gehen Sie in den Vierfüßlerstand und beugen Sie sich dann mit geradem Rücken vor. Die Unterarme und der seitlich gedrehte Kopf ruhen auf dem Boden, die Schultern sind entspannt. Mit dem Ausatmen spannen Sie die Muskeln um Scheide, After und Harnröhre an. Spannung fünf Sekunden lang halten, mit dem Einatmen langsam lösen. Mit Pausen mehrmals wiederholen. Stellen Sie sich Ihren Beckenboden als Blütenblätter einer Seerose vor, die sich je nach Sonneneinstrahlung öffnen und schließen können. Von der Knospe bis zur voll erblühten Rose lassen Sie die Sonne mehrmals auf- und untergehen. Achten Sie darauf, dass Ihre Zunge „schwer" im Mundboden liegt, als würden Sie gähnen.

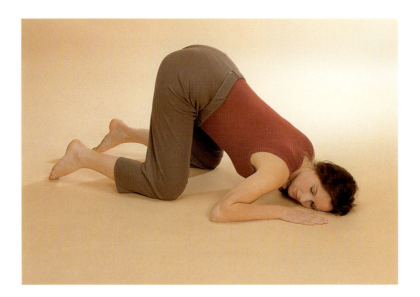

Sie sitzen auf Ihrer einen Ferse, das andere Bein ist vor dem Körper aufgestellt, oder hocken vornüber gebeugt und stützen sich mit den Armen ab. Lauschen Sie mit geschlossenen Augen Ihrem Atem. Spannen Sie jetzt beim Ausatmen die Muskeln um Scheide, After und Harnröhre ganz leicht an. Beim Einatmen Spannung halten, beim nächsten Ausatmen ein wenig stärker anspannen. Stellen Sie sich vor, Sie würden eine Daunenfeder mit jedem Atemzug vom Scheideneingang bis hoch zum Muttermund mit Ihren Beckenbodenmuskeln bewegen – und wieder zurück zum Scheideneingang. Lassen Sie die Feder mehrmals auf- und absteigen und auch vor dem Scheideneingang ruhen. Ebenso können Sie eine kleine Murmel hin- und her-, auf- und abbewegen.

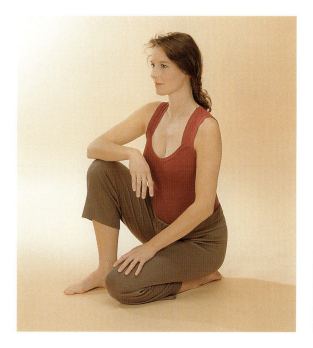
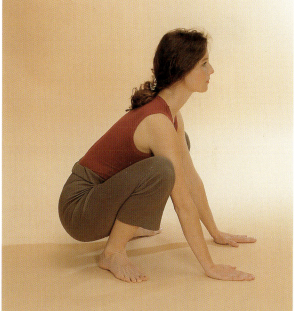

Vorbereitung auf die Wehen

Wie Sie wissen, erleichtern und beschleunigen aufrechte Haltungen die Geburt. Da Stehen auf Dauer sehr anstrengend ist, hier zwei Alternativen: Lassen Sie sich mit leicht geöffneten Knien auf ein Kissen nieder. Die Hände liegen locker auf den Hüften, die Schultern sind entspannt. Kreisen Sie langsam in den Hüften bei ruhiger, gleichmäßiger Atmung. Oder Sie knien sich hin und stellen ein Bein vor dem Körper auf. Die Hände ruhen auf dem Knie. Nun beugen Sie sich beim Ausatmen mit geradem Rücken nach vorn und richten sich beim Einatmen wieder auf. Fünfmal, dann Bein wechseln.

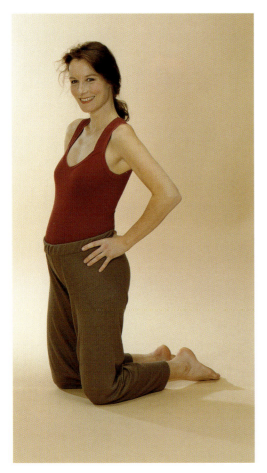
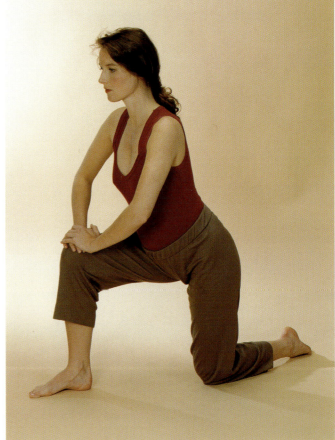

Konzentriert durch die Wehen: Schaukeln im Vierfüßlerstand
Sie lassen sich auf alle viere nieder, Hände und Knie bilden (schuler- und hüftbreit gesetzt) eine Linie. Lassen Sie den Kopf nach vorn sinken und entspannen Sie die Schultern. Nun kreisen Sie langsam in der Hüfte oder schaukeln Sie Ihr Kind sanft hin und her. Oder Sie lassen beim Ausatmen den Po auf die Fersen sinken und verlagern das Gewicht beim Einatmen auf Ihre Hände. Der Rücken bleibt dabei immer gerade.

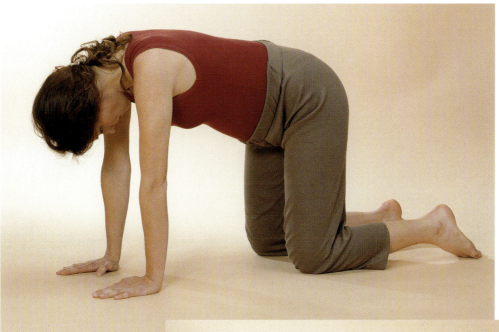

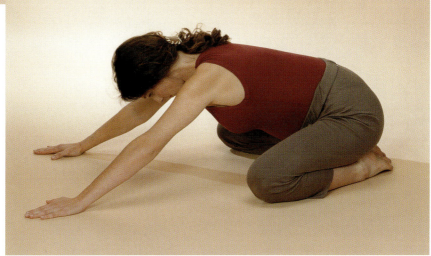

Sanft entspannen
Legen Sie sich flach auf den Rücken, die Unterschenkel auf einen Stuhl. Ober- und Unterschenkel sollten einen rechten Winkel bilden. Achten Sie auf die leichte Unterstützung Ihrer rechten Körperseite. Nun lauschen Sie mit geschlossenen Augen Ihrem Atem und lassen die Wirbelsäule bewusst los.

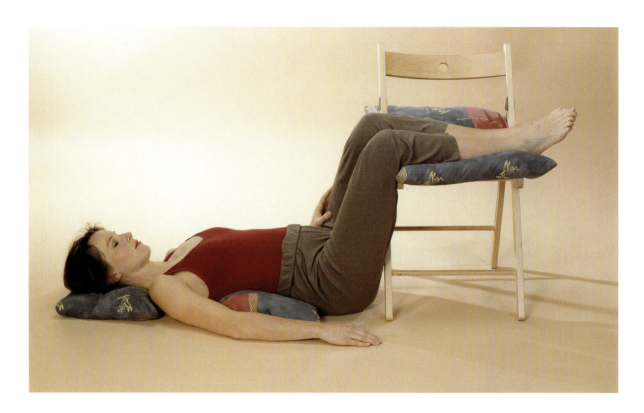

Den Rücken entspannen
Sie sitzen mit weit geöffneten Knien auf einem Gymnastikball und stützen die Ellenbogen auf die Knie. Nun lassen Sie die Hüfte langsam kreisen, jeweils ein paarmal in jede Richtung. Vor jedem Richtungswechsel machen Sie einen sanften Katzenbuckel.

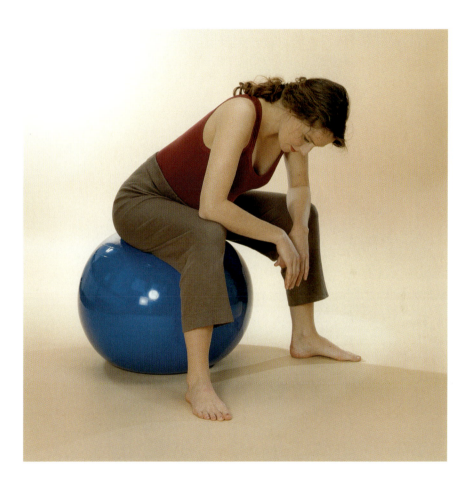

Im Sitzen entspannen
Die ideale Übung für „zwischendurch" am Schreibtisch! Sie sitzen mit geöffneten Knien auf einem Stuhl, die Fußspitzen zeigen leicht nach außen. Aus der Hüfte heraus beugen Sie sich jetzt nach vorn, bis der Kopf auf Ihren verschränkten Armen auf der Tischplatte ruht. Der Rücken bleibt gerade. Lauschen Sie Ihrem Atem und lassen Sie Nacken, Schultern und Rücken los.

Bequem auf der Seite liegen

Legen Sie sich auf die Seite. Das untere Bein ist ausgestreckt, das obere angewinkelt. Sie brauchen mehrere Kissen. Auf einem ruht Ihr Kopf, die anderen stützen das angewinkelte Knie. Manche Frauen empfinden es als bequemer, den Oberkörper so weit nach vorn sinken zu lassen, als ob sie auf dem Bauch lägen. Dann winkeln Sie auf der gleichen Seite wie das Bein auch den Arm an und legen die Hand neben Ihr Gesicht. Das andere Arm ruht ausgestreckt hinter Ihrem Rücken.

Gegen Ende der Schwangerschaft versuchen Sie überwiegend auf der linken Seite zu liegen. So findet Ihr Baby in die günstigste Geburtslage, mit dem Rücken in Ihrer linken Bauchhälfte.

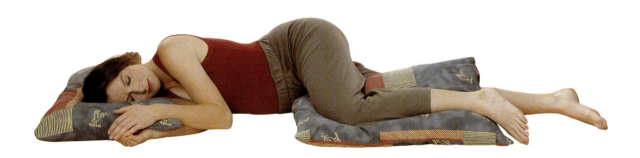

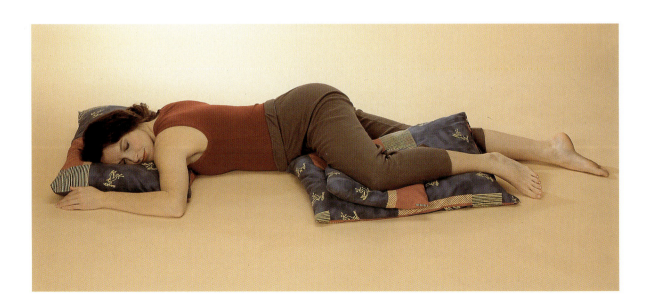

Entspannt ausruhen
Knien Sie sich vor einen Stapel Kissen oder einen Sitzsack. Setzen Sie sich auf die nach außen gekippten Fersen. Die Knie sind leicht gespreizt. Nun beugen Sie sich aus der Hüfte mit geradem Rücken nach vorn und lagern den Oberkörper bequem auf Ihre verschränkten Arme und die Kissen. Das Gewicht ruht auf dem Kissenberg, die Fersen sind entlastet. Lassen Sie die Gedanken ziehen und lockern Sie alle Muskeln noch einmal durch. Atmen Sie ruhig und lassen Sie Ihr Kind von jedem Atemzug sanft umspülen.

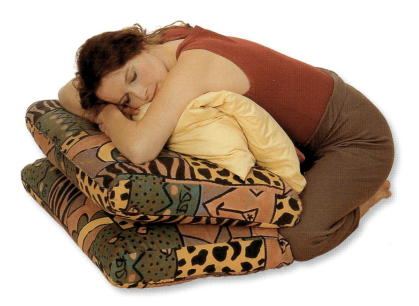

Mit dem Partner entspannen

Ihr Partner sitzt, den Rücken gut abgestützt, mit ausgestreckten gespreizten Beinen. Sie setzen sich direkt vor ihn, zwischen seine Beine. Ihre leicht angewinkelten Knie sind mit Kissen unterstützt. Lehnen Sie sich an Ihren Partner an und lassen Sie die Lendenwirbelsäule bewusst nach unten los. Ihr Partner umfasst mit beiden Händen sanft Ihren Bauch. Mit geschlossenen Augen lauschen Sie Ihrem Atem und konzentrieren sich gemeinsam auf Ihr Kind. Ihr Partner wird diese Position lieben – hält er doch beide „Schätze" in seinen Händen und spürt jede Bewegung seines Kindes.

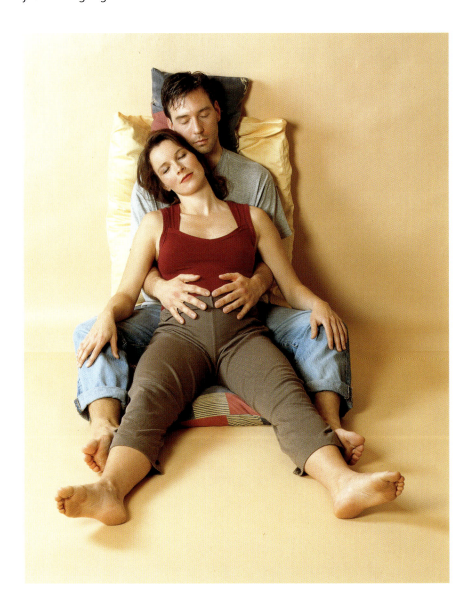

Den unteren Rücken stützen und entspannen

Für diese Übungen brauchen Sie einen Partner. Setzen Sie sich mit bequem gegrätschten Beinen so nah Rücken an Rücken, dass sich Ihre Kreuzbeine berühren. Die Schultern sind locker entspannt, der Rücken aufrecht. Sie lehnen also nicht mit dem ganzen Rücken an Ihrem Partner. Alternativ kann sich Ihr Partner auch hinter Sie setzen und mit seinen Füßen Ihre Kreuzbeinregion stützen, während er sich leicht zurücklehnt und mit den Händen abstützt. Sie sitzen dabei entweder mit leicht gegrätschten Beinen oder im Schneidersitz, die Knie mit Kissen unterstützt. Lassen Sie beide im Rhythmus Ihres Atems die Anspannung in Rücken und Beinen bewusst los. Verweilen Sie einige Minuten in dieser entspannten Haltung.

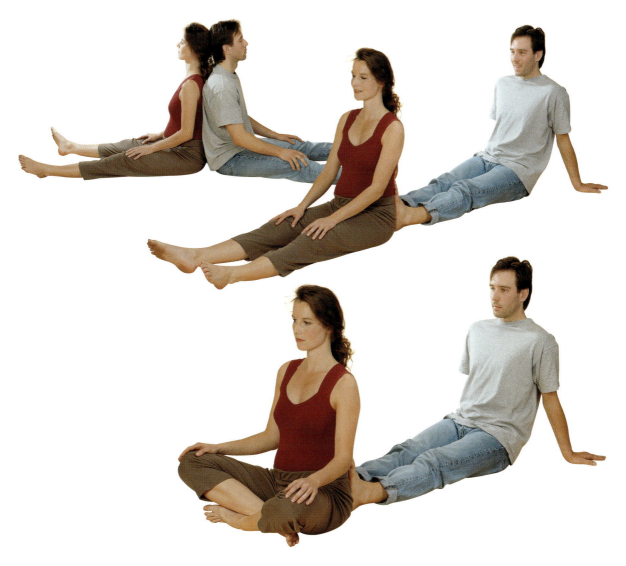

Entspannende Schultermassage

Sie sitzen, unterstützt durch ein Kissen, aufrecht und entspannt auf den Fersen. Die Zehenspitzen zeigen zueinander. Lassen Sie Kinn, Hals und Schultern locker. Ihr Partner sitzt hinter Ihnen und massiert mit sanft kreisenden Bewegungen Ihre Schultern. Dann wandern seine Hände über Ihren Nacken bis zum Hinterkopf hinauf, anschließend den Rücken hinunter bis um die Schulterblätter herum und zum Schluss die Außenseite Ihrer Arme hinab. Angenehm sind Ausstreichungen der Arme von den Schultern bis zu den Händen am Ende der Massage.

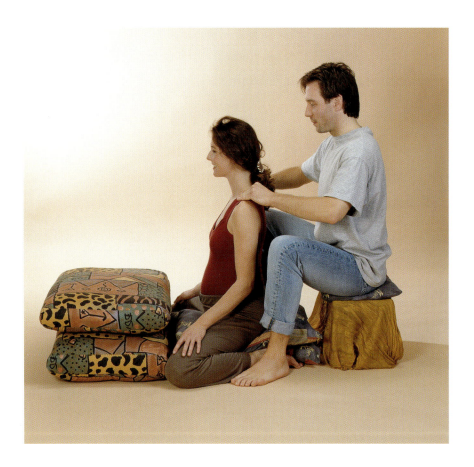

Den unteren Rücken entspannen

Sie sitzen aufrecht und entspannt auf Ihren Fersen. Heben Sie jetzt langsam die Arme bis über Ihren Kopf, ohne dabei ins Hohlkreuz zu gehen oder die Schultern hochzuziehen! Ihr Partner sitzt mit gegrätschten Beinen hinter Ihnen, umfasst Ihre Beckenknochen mit festem Griff und drückt sie sanft nach unten.

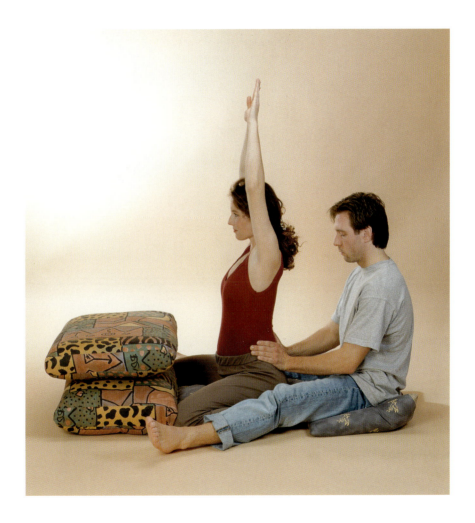

Das Kreuz massieren

Sie sitzen auf Ihren Fersen und lassen sich aus der Hüfte heraus mit ausgebreiteten Armen vornüber auf einen Kissenstapel sinken. Ihr Gewicht ruht auf den Kissen und Sie lassen die Wirbelsäule bewusst los. Ihr Partner sitzt mit gegrätschten Beinen hinter Ihnen. Er legt beide Hände in Ihre Kreuzregion und massiert sie erst mit den Daumen, dann sanft kreisend mit den Handflächen. Die Hände wandern massierend über Ihre Hüften bis fast zu den Spitzen der Beckenknochen und auch hinunter bis zum Po. Sehr angenehm ist hier auch die Massage mit dem Igelball und bei Schmerzen eine leichte Druckmassage mit einem warmen Kirschkernkissen.

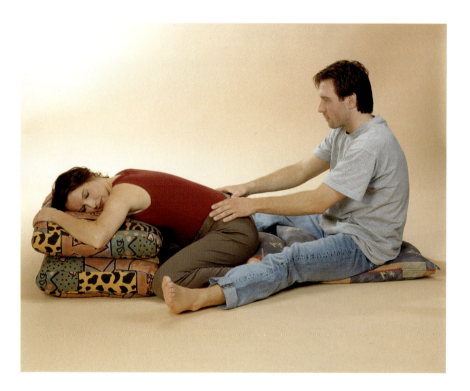

Die Muskeln rechts und links der Wirbelsäule massieren
Sie ruhen im Kniesitz vornübergebeugt auf einem Kissenstapel und lassen Ihren Rücken bewusst los. Ihr Partner kniet im halben Kniestand hinter Ihnen und streicht mit beiden Händen abwechselnd mit sanftem Druck vom Nacken, beidseits neben der Wirbelsäule hinunter bis zum Po. Zum Schluss lässt er seine Hände einen Moment in der Kreuzregion verweilen.

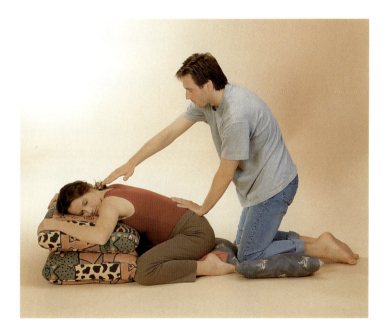

Massage zur Entspannung des ganzen Körpers
Sie und Ihr Partner nehmen die gleichen Positionen ein wie in der vorigen Übung. Während Sie ausatmen, streicht Ihr Partner mit der linken Hand mit sanftem Druck von der linken Schulter aus neben Ihrer Wirbelsäule hinunter und das linke Bein entlang bis zum Fuß. Dann folgt die andere Seite. Mehrmals wechseln, zum Schluss mit beiden Händen gleichzeitig ausstreichen.

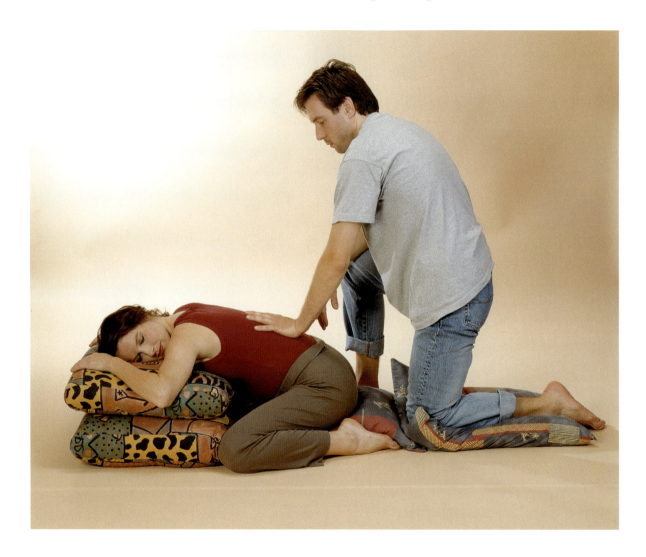

Mit Hilfe des Partners Nacken und Schultern entspannen
Sie ruhen im Kniesitz vornüber gebeugt auf einem Kissenstapel. Ihr Partner sitzt hinter Ihnen und legt beide Hände fest gegen Ihre Kreuzregion. Nun lassen Sie Ihr Gewicht bewusst nach unten sinken und richten zunächst Ihr Becken auf, während Ihr Partner es sanft nach unten drückt. Anschließend richten Sie Ihre Wirbelsäule von unten nach oben Wirbel für Wirbel auf. Ihr Partner streicht dann zuerst Ihren Rücken entlang der Wirbelsäule und schließlich Ihre Arme von den Schultern her jeweils nach unten hin aus.

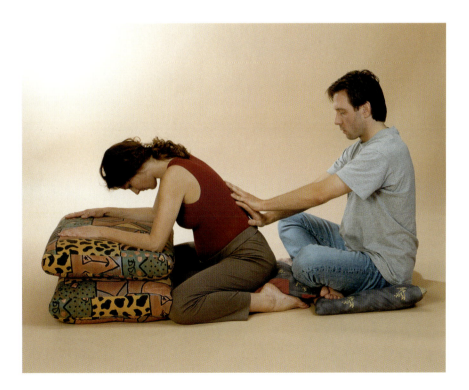

Mit Hilfe des Partners entspannt stehen
Sie stehen in aufrechter Haltung, Füße etwa schulterbreit auseinander. Die Knie sind leicht gebeugt, das Becken aufgerichtet. Die Arme hängen locker an den Seiten. Ihr Partner kniet hinter Ihnen. Während er mit seinen Händen mehrmals mit sanftem Druck und ohne Abzusetzen von Ihrem Kreuz über die Hüften und die Rückseite der Beine bis zu den Fersen streicht, lassen Sie Ihr Gewicht bewusst los und geben es gleichmäßig mit beiden Füßen an den Boden ab.

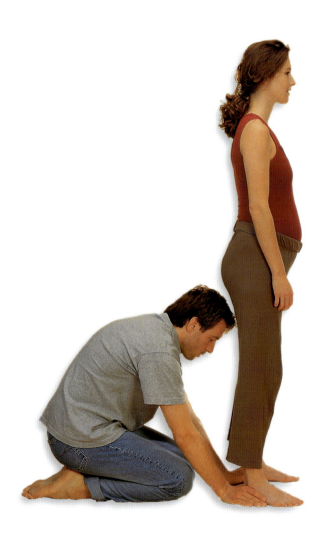

Mit Hilfe des Partners Beine und Schultern entspannen

Diese Übung können Sie im Anschluss an die vorige durchführen. Ihr Partner stellt sich mit einigem Abstand vor Sie hin. Sie beugen sich aus der Hüfte heraus langsam nach vorn, bis Beine und Oberkörper einen rechten Winkel bilden. Dabei nicht ins Hohlkreuz gehen! Während Ihr Partner die Handgelenke Ihrer ausgestreckten Arme stützt, verweilen Sie gleichmäßig atmend einen Moment. Dann richten Sie sich, mit der Kreuzregion beginnend, Wirbel für Wirbel langsam wieder auf.

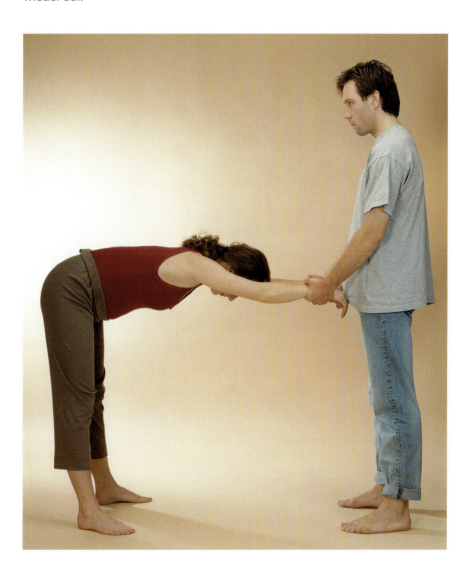

Mit Hilfe des Partners Waden dehnen
Sie lehnen mit verschränkten Händen mit den Unterarmen vornüber an einer Wand. Ein Knie ist gebeugt, das andere Bein nach hinten gestreckt. Ihr Partner kniet hinter Ihnen. Er drückt mit der einen Hand behutsam die Ferse des gestreckten Beins Richtung Boden und dehnt so die Rückseite des Beines. Seine andere Hand stützt das gestreckte Knie von vorn. Spannung einen Moment halten, dann Seite wechseln.

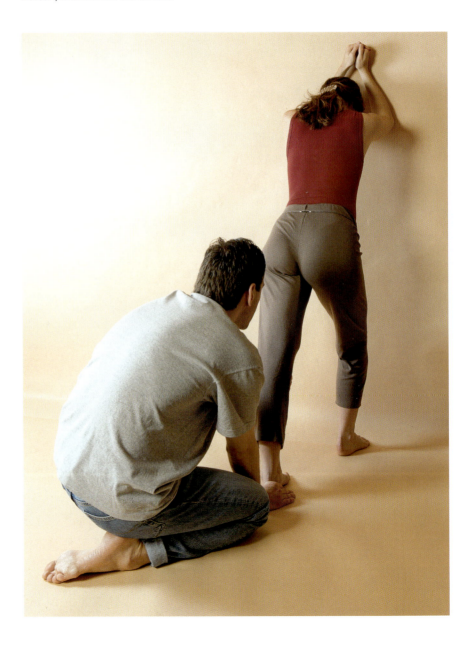

Mit Hilfe des Partners hocken

Während der Geburt können diese Übungen die Wehen kräftiger und effektiver machen. In den letzten Wochen vor der Geburt ist beim Üben Vorsicht geboten: Sie dürfen nur noch durch einen Hocker gestützt hocken – und auch das erst, wenn der Kopf Ihres Babys sich richtig ins Becken eingestellt hat!

Sie stehen mit leicht gegrätschten Beinen über einer Nackenrolle, Ihr Partner dicht hinter Ihnen. Beugen Sie langsam die Knie und lassen Sie sich mit geradem Rücken auf die Unterlage nieder. Die Fersen bleiben am Boden, Ihr Kreuz wird von den Beinen Ihres Partners gestützt. Wenn Sie hocken, beugt sich Ihr Partner nach vorn, stützt sich vorsichtig auf Ihre Knie und übt so sanften Druck in Richtung Ihrer Fersen aus. Gleichmäßig atmend ein paar Minuten verweilen. Zum Aufstehen drücken Sie sich mit den Beinen hoch, Ihr Partner stützt Sie unter den Armen. Ihr Rücken bleibt dabei gerade.

Eine weitere Möglichkeit zu hocken: Ihr Partner sitzt auf einem Stuhl. Sie stehen zwei Armlängen vor ihm mit leicht gegrätschten Beinen über einer Nackenrolle. Nun umfassen Sie gegenseitig fest Ihre Handgelenke. So gehen Sie mit geradem Rücken langsam in die Hocke. Gleichmäßig atmend entspannen, dann langsam wieder hochkommen.

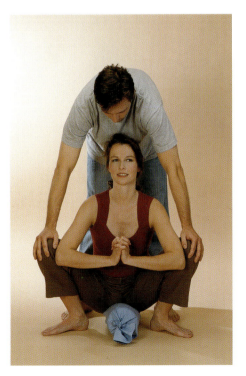
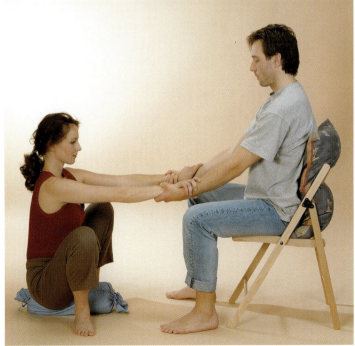

Entspannende Kreuzmassage während der Wehen

Sie stehen im Vierfüßlerstand oder sind vornüber auf einen Sitzsack gelehnt und kreisen sacht die Hüften. Ihr Partner kniet hinter Ihnen und legt beide Hände auf Ihre Kreuzregion. Während Sie bewusst atmen, gleiten seine Hände mit sanftem Druck Ihr Kreuz hinauf bis zur Taille, beschreiben von dort je einen Kreis über die Hüften hinunter bis zum Po und kommen am Kreuz wieder zusammen. Nach etwa zwei Minuten richten Sie sich langsam wieder auf. Alternativ kann Ihr Partner auch mit einer Hand einen großen Kreis um Kreuz und Hüften ziehen – probieren Sie aus, was Ihnen angenehmer ist. Mehrmals wiederholen. Sehr angenehm fühlt es sich an, wenn die warme Hand des Partners nicht auf der Haut reibt, sondern mit der Haut die Hand im Atemrhythmus der Frau auf dem Kreuzbein im Uhrzeigersinn massiert. Bestimmen Sie selbst den Druck.

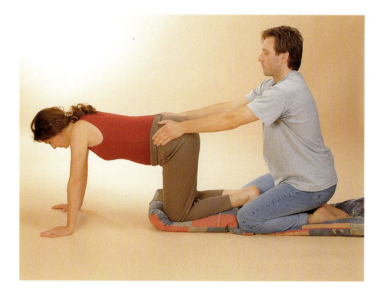

Schmerzlindernder Druck während der Wehen
Sie stehen im Vierfüßlerstand oder sind vornüber auf einen Sitzsack gelehnt. Ihr Partner kniet hinter Ihnen und legt seine Hand knapp oberhalb des Steißbeins auf Ihren Rücken. Sie drücken nun mit dem Kreuz gegen den Handballen Ihres Partners, der Ihnen dabei gleichmäßigen Widerstand entgegensetzt. Erhöhen Sie den Druck so lange, bis es Ihnen angenehm ist, und verweilen Sie solange Sie möchten gleichmäßig atmend in dieser Position. Auch hier kann der Partner die Haut auf dem Kreuzbein im Uhrzeigersinn verschieben.

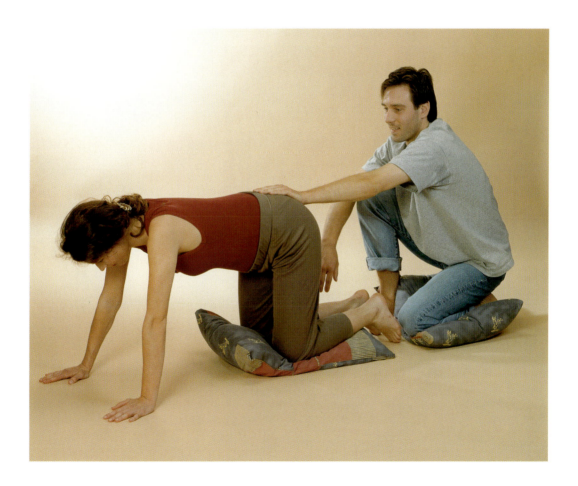

Schmerzlindernde Kreuzmassage während der Wehen

Sie lehnen mit leicht gespreizten Beinen an einer Wand, Ihre Stirn ruht auf den an der Wand verschränkten Unterarmen. Ihr Partner steht seitlich neben Ihnen. Während Sie gleichmäßig atmend die Hüfte kreisen lassen, massiert er mit einer Hand Ihr Kreuz und Ihre Hüften in einer gleichmäßigen Kreisbewegung (etwa eine Minute lang, dann pausieren).

Oder Sie schwingen Ihre Hüften sacht hin und her und Ihr Partner massiert gegenläufig Ihre Kreuzbeinregion: Wandert Ihre Hüfte auf ihn zu, schiebt er seine Hand über Ihren Rücken von sich weg; schwingen Sie zur anderen Seite, bewegt sich seine Hand massierend auf ihn zu. Bei beiden Übungen bestimmen Sie, wie kräftig Sie massiert werden möchten.

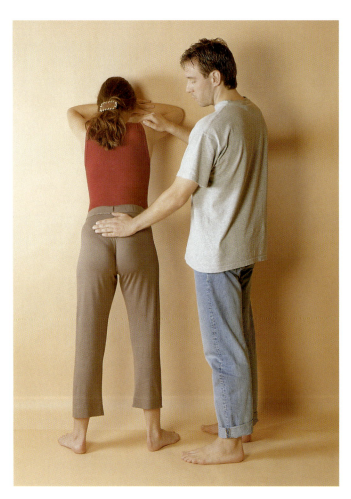
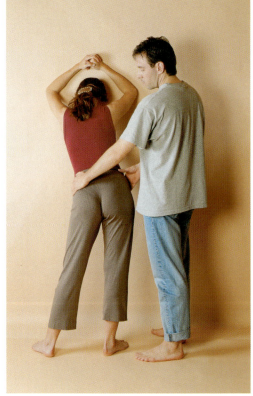

Becken lockern
Sie und Ihr Partner stehen sich gegenüber und umfassen gegenseitig fest die Handgelenke. Die Füße stehen etwas über schulterbreit auseinander, die Zehenspitzen zeigen etwas nach außen. Nun gehen Sie in gegenläufigen Bewegungen abwechselnd langsam in die Hocke. Der Rücken bleibt gerade, die Fersen am Boden. Verweilen Sie jeweils ruhig atmend einen Moment in der Hocke bzw. im Stand, bevor Sie weitermachen.

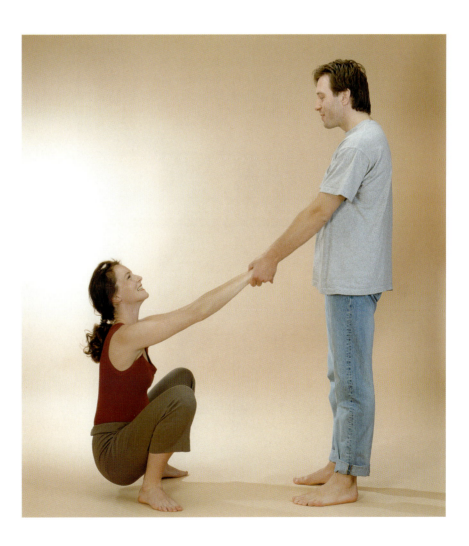

Am Partner Halt suchen während der Wehen

Während der Eröffnungsphase sind aufrechte Haltungen hilfreich, weil die Schwerkraft beim Öffnen des Muttermundes hilft. Üben Sie vorher mit Ihrem Partner, wie er Sie im Stand gut unterstützen kann. Hier einige Möglichkeiten:
Ihr Partner steht mit aufrechtem Rücken hinter Ihnen und setzt das linke Bein nach vorn zwischen Ihre leicht gegrätschten Beine, sodass sein Fuß zwischen Ihren steht. Mit dem anderen Bein stützt er sich nach hinten ab. Dann legt er seine geballte rechte Faust auf seinen Beckenknochen. Nun lassen Sie Ihren Po gegen seinen Oberschenkel sinken. Die Faust Ihres Partners gibt Ihnen Gegendruck in der Kreuzregion, Ihre Schultern ruhen an seiner Brust. Mit seinem freien Arm stützt oder streichelt er Sie.

Eine andere Möglichkeit: Ihr Partner stützt sich mit durchgedrückten Armen auf die Knie seiner leicht gegrätschten Beine. Sie stellen sich hinter ihn und lassen Ihren Oberkörper mit erhobenen Armen gegen seinen Rücken sinken. Ihre Hände ruhen auf seinen Schultern, der Kopf mit einer Wange auf seinem Rücken. Ihre Knie sind leicht gebeugt, Ihr Rücken gerade. Geben Sie Ihr Gewicht gleichmäßig an Ihren Partner und den Boden ab.

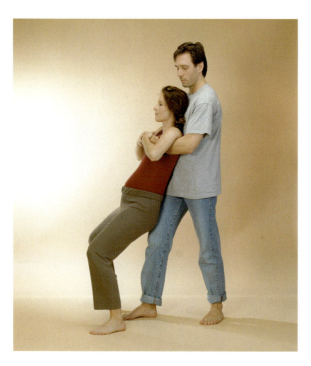
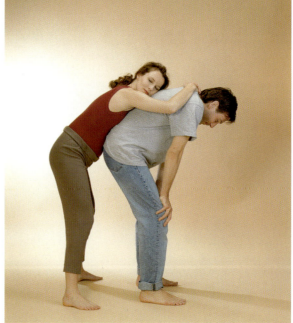

Variante
Sie können sich auch vornüber an Ihren Partner „hängen". Ihre verschränkten Hände liegen in seinem Nacken, Ihr Kopf ruht an seiner Brust. Wenn Sie mögen, kann Ihr Partner Ihnen in dieser Position den Kreuzbereich massieren.

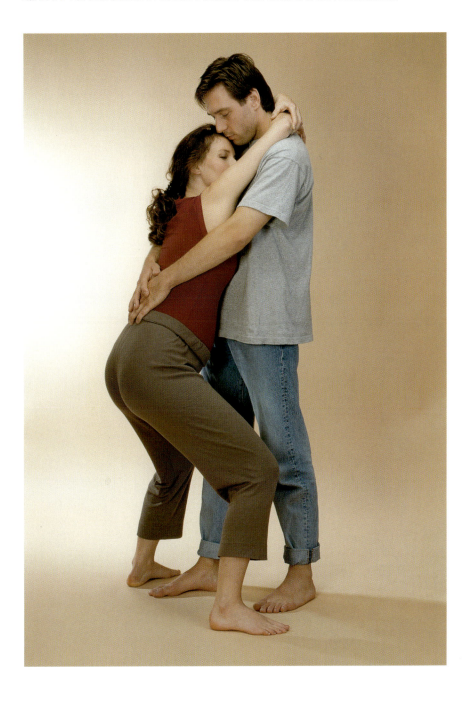

Mit Hilfe des Partners die Hüften lockern

Sie liegen bequem auf den Rücken, die leicht angewinkelten Knie mit einem Kissen gestützt. Ihr Partner kniet neben Ihnen. Er umfasst mit der einen Hand Ihre Ferse, die andere liegt in Ihrer Kniekehle. Nun hebt er Ihr Bein an und beschreibt damit erst kleine, dann immer größere Kreise, bis der Bereich vollständig gelockert ist. Sie überlassen ihm dabei bewusst das Gewicht des Beins. Dann Seite wechseln.

Anschließend stellen Sie ein Bein auf. Ihr Partner sitzt auf dieser Seite neben Ihnen. Sie lassen das angewinkelte Bein mehrmals bewusst zur Seite fallen, Ihr Partner fängt es jedes Mal auf. Dann die Seite wechseln. Zum Schluss winkeln Sie beide Beine an. Ihr Partner steht mit leicht gegrätschten Beinen über Ihren Füßen. Jetzt lassen Sie beide Beine gleichzeitig nach außen fallen. Ihr Partner fängt sie auf und führt sie behutsam wieder nach oben.

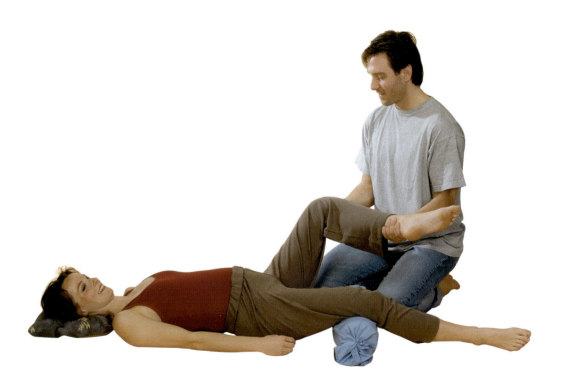

Massage mit Tennis- oder Igelball
Sie liegen entspannt auf der Seite, Kopf und oben liegendes Knie sind mit Kissen unterstützt. Ihr Partner sitzt hinter Ihnen und lässt einen Tennis- oder Igelball ganz langsam und ausführlich in kleinen, kreisenden Bewegungen über Ihren ganzen Rücken wandern – mit so viel oder wenig Druck, wie Ihnen angenehm ist.

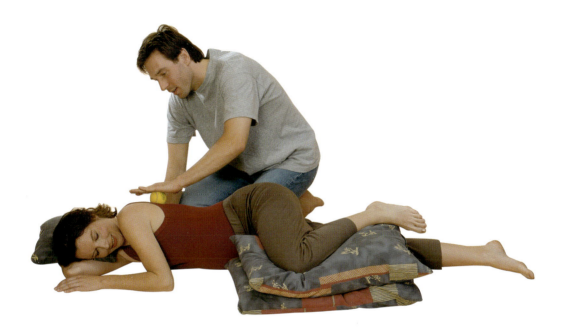

Auf Berührung hin bewusst entspannen

Sie liegen bequem auf der Seite, Ihr Partner sitzt hinter Ihnen. Nun legt er seine Hand mit sanftem Druck zwischen Ihre Schultern und Sie versuchen, gezielt zu seiner Hand hin locker zu lassen. Dann streicht Ihr Partner mit einer langen, fließenden Abwärtsbewegung Ihren Rücken aus, bevor er an einer anderen Stelle erneut seine Hand auflegt. Jedes Mal wenn Sie eine Region des Körpers entspannt haben, wird diese mit sanftem Druck ausgestrichen. Mit dieser Übung können Sie auch eine zu schnelle Atmung sanft verlangsamen: Ihr Partner streicht mit allmählich länger werdenden Pausen Ihre Arme und Beine aus und Sie lassen die Luft jeweils parallel mit dem Ausstreichen entweichen.

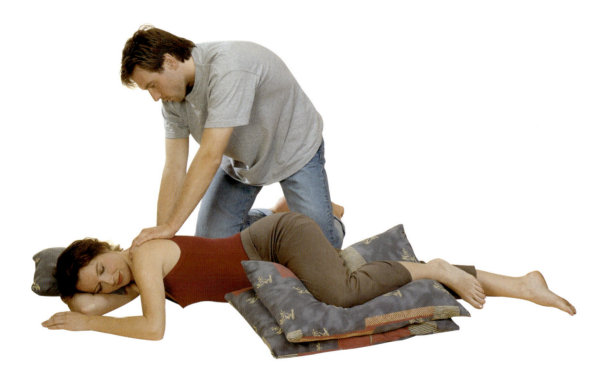

Entspannende Fußmassage
Sie liegen entspannt auf dem Rücken, Ihr Partner kniet vor Ihnen. Einer Ihrer Unterschenkel ruht auf seinem Oberschenkel, seine Hand umfasst Ihren Knöchel. Nun massiert er zunächst mit kräftigem Druck des Handballens die Fußsohle von den Zehen bis kurz vor die Ferse. (Ferse und Fußknöchel bitte nicht massieren, da dies die Gebärmutter zu Kontraktionen anregen kann.) Dann umfasst Ihr Partner Ihre Zehen und biegt sie vorsichtig ein paarmal nach oben und unten. Anschließend wird jeder Zeh für sich ein paar mal rechts- und linksherum im Kreis bewegt.

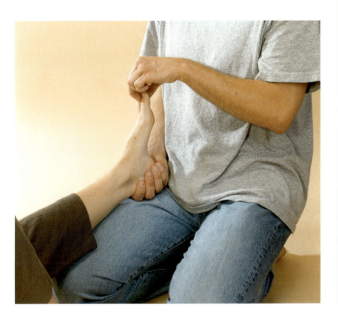
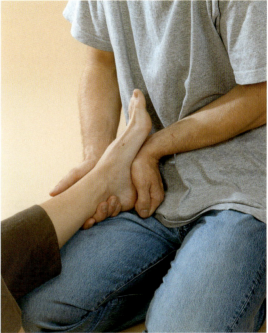

Kopfschmerzen lindern
Sie sitzen in entspannter Haltung und atmen ruhig und gleichmäßig mit geschlossenen Augen. Ihr Partner kniet oder steht hinter Ihnen. Nun legt er seine Fingerspitzen auf Ihre Schläfen und massiert mit sanftem Druck und kleinen kreisenden Bewegungen Schläfen, Stirn und Gesicht. Durch Pfefferminzöl können Sie die Massage noch unterstützen.

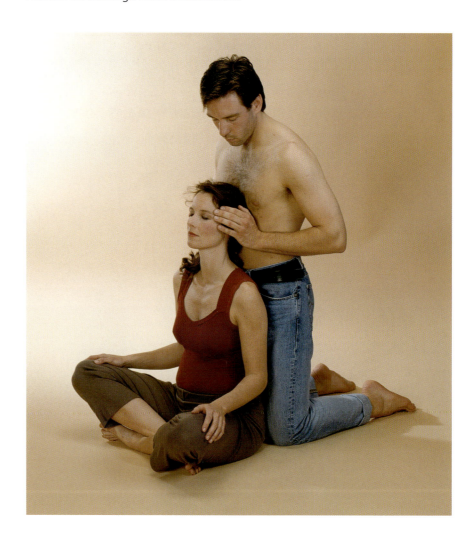

Massage gegen Rückenschmerzen

Zu Beginn der Schwangerschaft können Sie diese Massage noch in Bauchlage ausführen. Später lagern Sie sich entweder kniend mit dem Oberkörper auf einen Kissenstapel oder setzen sich rittlings auf einen Stuhl und stützen den Oberkörper mit verschränkten Armen auf der Lehne ab.

Ihr Partner streicht zunächst mehrmals mit angenehm festem Druck beiderseits der Wirbelsäule vom Po zum Nacken hoch. Anschließend legt er beide Hände um Ihre Hüften, die Daumen zeigen zueinander. Nun massiert er mit beiden Daumen und sanftem Druck den unteren Bereich Ihrer Wirbelsäule.

Wenn Sie unter starken Schmerzen im unteren Rücken leiden, legt Ihr Partner seine Hände wie oben beschrieben um Ihre Hüften und drückt mit beiden Daumen gleichmäßig auf den Bereich rechts und links der Wirbelsäule. Die beiden zuletzt beschriebenen Massagen lassen sich gut kombinieren.

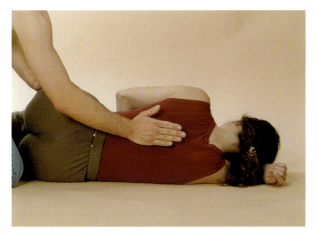
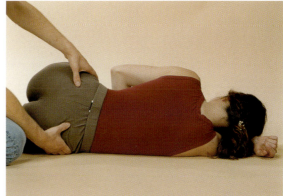
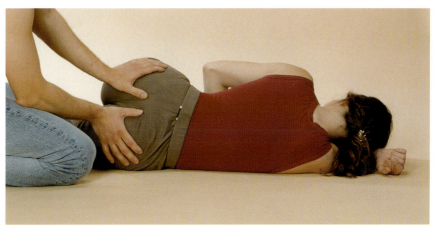

Entspannende Massage

Sie liegen entspannt auf der rechten Seite, Kopf und oben liegendes Knie durch Kissen gestützt. Ihr Partner kniet hinter Ihnen und massiert mit beiden Händen die oben liegende Körperhälfte: zuerst Schulter und Nacken, dann den Arm abwärts bis zur Hand, anschließend entlang der Wirbelsäule und schließlich das Bein hinunter bis zum Fuß. Besonders verspannte Stellen werden länger massiert. Anschließend drehen Sie sich um und Ihr Partner massiert die andere Körperhälfte. Nach der Massage bleiben Sie noch eine Weile auf der linken Seite liegen.

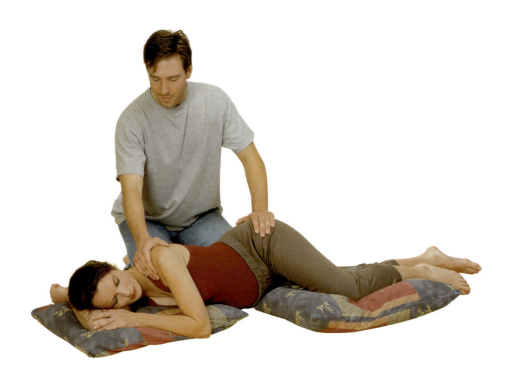

Den ganzen Körper entspannen
Legen Sie sich zunächst bequem auf die Seite oder den Rücken, oder setzen Sie sich in einer angenehmen Position hin. Unterstützen Sie Ihren Körper dabei nach Bedarf mit Kissen. Wenn Sie es ganz bequem haben, rekeln Sie sich ausgiebig. Dabei atmen Sie ruhig und gleichmäßig. Stellen Sie sich vor, Sie wären eine Katze in der Sonne. Recken und strecken Sie genüsslich alle viere. Strecken Sie gleichzeitig den rechten Arm und das linke Bein und umgekehrt und spüren Sie der sanften Dehnung nach. Fühlen Sie, wie Ihr Körper sich immer mehr entspannt. Wenn Sie sich rundum locker fühlen, schließen Sie die Augen und lauschen eine Weile Ihrem Atem.

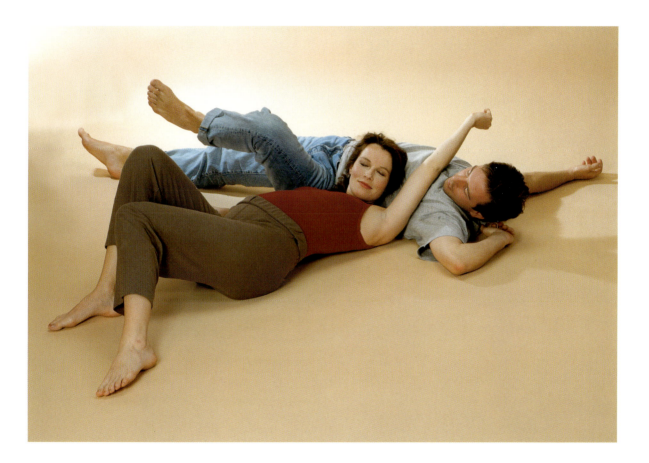

Wie gehts nach der Entbindung weiter?

Die Geburt ist geschafft! Ihr Kind ist auf der Welt, und Sie sind jetzt wahrscheinlich todmüde und überglücklich. Der kleine Mensch, den Sie in den Armen halten, hat in den zurückliegenden Monaten Ihr Leben bereits tüchtig auf den Kopf gestellt. Ihr ganzer Körper befand sich im „Ausnahmezustand" und musste während der Entbindung noch einmal extreme Strapazen aushalten. Jetzt brauchen Sie erst einmal Ruhe und Schonung, um sich von dieser Anstrengung zu erholen. Auch Ihr Körper stellt sich jetzt wieder auf „Normalbetrieb" ein. Ihr Hormonspiegel ändert sich schlagartig und Ihr Körper macht sich an die Rückbildung der schwangerschaftsbedingten Veränderungen. Die davon betroffenen Körperregionen sind von der Natur mit der Fähigkeit ausgestattet, sich von allein zurückzubilden. Sie können Ihren Körper mit gezielten Übungen dabei unterstützen und dabei gleichzeitig Ihren Körper wieder entdecken, der Ihnen nun wieder allein gehört...

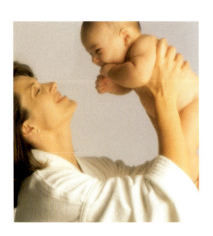
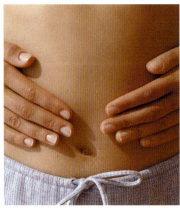
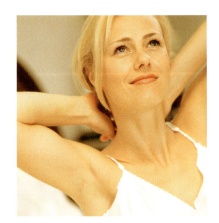

Wie verändert sich mein Körper nach der Geburt?

Viele Frauen gehen irrtümlich davon aus, nach der Geburt alsbald wieder ihre alte Leistungsfähigkeit zu haben. Das ist aber keineswegs der Fall. Auch wenn der Bauch verschwunden ist, benötigt Ihr Körper noch eine längere Erholungspause. Schließlich hat er in den zurückliegenden Monaten wahre Höchstleistungen vollbracht. Kein Wunder, dass er nun auch etwas Zeit braucht, um wieder in den „Normalzustand" zurückzukehren! In den ersten beiden Monaten nach der Geburt ist Ihr Körper vollauf damit beschäftigt, die größten körperlichen Veränderungen rückgängig zu machen.

Diese Umstellungen zehren noch einmal an Ihren Kräften: Sie fühlen sich oft schlapp und müde, frieren leicht oder leiden unter Schweißausbrüchen. Manchmal macht Ihnen auch die Verdauung zu schaffen. Hinzu kommen manchmal heftige Stimmungsschwankungen. All dies hängt damit zusammen, dass Ihr Hormonhaushalt jetzt von „schwanger" auf „nicht mehr schwanger" umschaltet. Während der Schwangerschaft war Ihr Östrogen- und Progesteronspiegel sehr hoch, während der Entbindung wurde Ihr Organismus mit beruhigenden Endorphinen geradezu überschüttet. All das hört jetzt unvermittelt auf, sodass Sie in den Tagen und Wochen nach der Entbindung quasi unter „Entzugserscheinungen" leiden und sich ganz neuen Herausforderungen des Mutterseins stellen müssen.

Auch körperlich geschieht in den ersten Wochen nach der Geburt eine Menge: Ihre Gebärmutter bildet sich zurück und zieht sich immer weiter zusammen. In den ersten Tagen nach der Geburt kann dieses Zusammenziehen mit Nachwehen verbunden sein, die aber bald abklingen. Diese Nachwehen sind übrigens nach dem zweiten und weiteren Kindern häufig wesentlich schmerzhafter als nach dem ersten. Sind die Nachwehen besonders schmerzhaft, helfen Atemübungen und auch mal ein leichtes Schmerzmittel.

Wenn Sie stillen, geht die Rückbildung der Gebärmutter besonders schnell vonstatten: Beim Stillen setzt die Hirnanhangsdrüse das Hormon Oxytocin frei, das nicht nur für den Milchfluss notwendig ist, sondern auch das Zusammenziehen der Gebärmutter anregt. Dadurch werden noch offene Blutgefäße verengt. Muskelfasern, die nicht mehr benötigt werden, bauen sich schneller ab, weil ihre Blutzufuhr unterbunden wird.

Zwei bis drei Wochen nach der Entbindung ist die Gebärmutter bereits so weit geschrumpft, dass sie hinter dem Schambein verschwindet und von außen nicht mehr zu tasten ist. Den Fortschritt dieses Rückbildungsprozesses kontrolliert die Hebamme, wenn sie in den ersten Tagen nach der Geburt Ihren Bauch abtastet. Sie können Ihren Körper bei diesem Prozess unterstützen, indem Sie sich immer wieder für eine Weile auf den Bauch legen. Besonders effektiv ist diese „Hilfestellung", wenn Sie sich bäuchlings so auf eine kleine Kissenrolle oder ein gerolltes Handtuch legen, dass der Bereich zwischen Bauchnabel und Schambein unterstützt wird. Atmen Sie dann ruhig und bewusst in den Bauch hinein.

Nach der extremen Dehnung durch die Geburt müssen sich auch der Gebärmutterhals und die Scheide wieder verengen und stabilisieren. Auch dabei sind bereits nach einer Woche erstaunliche Fortschritte zu bemerken.

Auch der Beckenboden braucht seine Zeit der Rückbildung. Durch die extreme Dehnung während der Geburt des kindlichen Köpfchens kommt es zur verminderten oder sogar fehlenden Beckenbodenspannung und zu Verletzungen in der Muskulatur. Diese müssen erst abheilen, bevor aktive Rückbildungsübungen gemacht werden können, da die Verletzungen sonst vernarben und die Muskeln nie wieder ihre volle Funktion übernehmen können. In den ersten Wochenbettstagen wird die Beckenbodenmuskulatur daher nur mit Atemübungen sanft tonisiert.

Das äußerlich sichtbare Anzeichen dafür, dass der Rückbildungsprozess auf Hochtouren läuft, ist der so genannte Wochenfluss. An der Stelle, wo sich die Plazenta von der Gebärmutterwand gelöst hat, ist eine großflächige Wunde zurückgeblieben, die Wundflüssigkeit und Gewebe absondert. Dieser Ausfluss, der direkt nach der Geburt beginnt, ist von Frau zu Frau unterschiedlich intensiv und dauert zwischen vier und sechs Wochen an, bis die Wunde vollständig verheilt ist. In den ersten drei bis vier Tagen nach der Entbindung ist er hellrot. Danach wird er rosa bis bräunlich, dann gelblich und schließlich klar.

Gerade in den ersten Wochen nach der Entbindung sollten Sie besonders auf Hygiene achten. Benutzen Sie in dieser Zeit Binden, keine Tampons, und spülen Sie nach dem Toilettengang den Schambereich mit lauwarmem Wasser ab. Zum Trockentupfen eignen sich preiswerte Zellstoffbinden gut. Gründliches Händewaschen ist ohnehin eine Selbstverständlichkeit. Vor dem Stillen reinigen Sie die Hände bitte besonders sorgfältig, um eine Infektion der Brust zu vermeiden. Sollte der Wochenfluss einen starken, unangenehmen Geruch entwickeln, müssen Sie Ihren Arzt oder Ihre Hebamme konsultieren – es könnte eine Infektion vorliegen, die dann rasch behandelt werden sollte.

Mit dem Ende des Wochenflusses ist die erste Phase der Rückbildung geschafft. Jetzt ist der richtige Zeitpunkt, zur Nachsorgeuntersuchung zu gehen. Dabei wird kontrolliert, ob sich die Gebärmutter richtig zurückgebildet hat, wie die Kaiserschnitt- oder Dammnaht verheilt ist und ob Ihr Gewicht und Ihr Blutdruck in Ordnung sind. Wenn der Wochenfluss aufgehört hat, bedeutet das aber noch lange nicht, dass Sie nun wieder „ganz die Alte" sind. Als Faustregel gilt: Um sich vollständig von den Strapazen zu erholen, braucht Ihr Körper ebenso lange, wie die Schwangerschaft dauerte, also neun Kalendermonate. Muten Sie sich also nicht zu viel zu.

Übrigens: Wenn Sie nicht stillen, haben Sie ungefähr sechs Wochen nach der Geburt zum ersten Mal wieder Ihre Tage. Stillen Sie, kommt es aufgrund der Stillhormone zu einer längeren Pause, die häufig bis zur Abstillphase andauert.

Was muss ich nach einem Kaiserschnitt beachten?

In den ersten Tagen nach der Entbindung per Kaiserschnitt wird Ihr Bauch noch wehtun. Trotzdem werden die Krankenschwestern bzw. Ihre Hebamme Sie auffordern, mit ihrer Hilfe möglichst bald aufzustehen und ein paar Schritte zu gehen. Das ist nötig, um Ihren Kreislauf wieder in Schwung zu bringen und einer Thrombose vorzubeugen. Außerdem neigt der Darm nach der Entbindung ohnehin zur Trägheit und nach einem Kaiserschnitt ist dies noch ausgeprägter der Fall. Erst am zweiten oder dritten Tag nach der Geburt nimmt Ihr Darm seine Tätigkeit langsam wieder auf und funktioniert oft erst mehrere Wochen wieder wie gewohnt. Um ihm auf die Sprünge zu helfen, sollten Sie möglichst bald für ein Weilchen aufstehen.

Es dauert etwa sechs Wochen, bis ein Kaiserschnitt ganz verheilt ist. In dieser Zeit müssen Sie sich noch schonen: Sie dürfen nichts Schweres heben und Ihre Bauchmuskulatur nicht zu sehr anspannen. Beim Aufstehen sollten Sie noch für einige Wochen die Kniffe anwenden, die Sie für die Zeit der Schwangerschaft trainiert haben: Also erst auf die Seite rollen, dann die Beine geschlossen über die Bettkante schwingen lassen und gleichzeitig den Oberkörper mit den Händen hochdrücken. Auch beim Hinlegen sollten Sie noch für einige Wochen die „bauchschonenden" Verfahren aus der Zeit der Schwangerschaft anwenden.

Was muss ich nach einem Dammschnitt oder -riss beachten?

Je besser Sie Ihren Damm pflegen, desto schneller heilen die Verletzungen ab. Spülen Sie die Naht nach jedem Toilettengang mit lauwarmem Wasser ab und tupfen sie danach behutsam, aber gründlich trocken. Benutzen Sie eine Binde und wechseln Sie diese häufig. Die Naht sollte so trocken wie möglich gehalten werden.

Gerade in den ersten Tagen kann die Naht beim Wasserlassen brennen. Setzen Sie sich auf der Toilette möglichst weit nach hinten und beugen Sie dann den Oberkörper vor. In dieser Position fließt am wenigsten Urin über die Dammnaht. Zusätzlich können Sie den Schambereich schon während des Wasserlassens von vorn mit lauwarmem Wasser abspülen oder unter der Dusche urinieren. Dass Sie in den ersten Tagen nach der Entbindung häufiger zur Toilette müssen, ist zwar lästig, tut Ihnen aber gut: Auf diesem Weg scheidet der Körper einen Teil des Wassers aus, das sich während der Schwangerschaft im Gewebe angesammelt hatte. Außerdem ist eine leere Blase für die Rückbildung der Gebärmutter wichtig, da sie sonst nach oben geschoben wird, sich nicht ausreichend kontrahieren kann und es vermehrt bluten kann.

Ist das Gewebe rund um die Naht gereizt, tupfen Sie behutsam etwas Muttermilch darauf und lassen sie an der Luft trocknen. Am bequemsten geht das in Rückenlage, mit aufgestellten, ganz leicht gespreizten Beinen. Auch eine Kompresse mit frischem Quark wirkt wohltuend. Sitzbäder mit Kamille wirken entzündungshemmend. Ist der Nahtbereich geschwollen, verschaffen Ihnen kühle oder warme Kompressen Linderung.

Früher wurde manchmal empfohlen, in den ersten Tagen nach einem Dammschnitt einen Sitzring oder einen weich aufgeblasenen Schwimmring unterzulegen. Davon wird mittlerweile abgeraten. Stattdessen sollten Sie lieber möglichst selten sitzen und beim Sitzen Ihr Gewicht abwechselnd auf die eine oder die andere Pobacke verlagern.

Was ist eigentlich das Wochenbett und wie lange dauert es?

Als „Wochenbett" werden die ersten Wochen nach der Geburt bezeichnet, in denen sich die Frau von den vorangegangenen Strapazen erholt. Als „frühes Wochenbett" bezeichnet man in der Regel die ersten zehn Tage nach der Entbindung. Das „späte Wochenbett" dauert vom zehnten Tag bis etwa zu sechs Wochen nach der Geburt. Das frühe Wochenbett wurde früher sehr strikt gehandhabt. Die Frau verbrachte die erste Zeit nach der Entbindung im Bett, wo sie mit fest bandagiertem Unterleib ruhen sollte. Inzwischen weiß man, dass absolute Bettruhe den Rückbildungsprozess nicht fördert, sondern behindert, und versucht daher, die Frauen so früh wie möglich zu vorsichtiger Bewegung und sanften Übungen zu ermutigen. Selbst wenn Sie sich noch schwach fühlen, können Sie im Bett mit ersten vorsichtigen Übungen beginnen. Sie können zum Beispiel Ihre Füße abwechselnd aufstellen und kräftig von innen nach außen und entgegengesetzt kreisen lassen, um den Kreislauf in Schwung zu bringen und Thrombosen vorzubeugen.

Wie geht es mir in den ersten Wochen und Monaten mit Baby?

So gut und so schlecht wie nie zuvor, und das oft zur gleichen Zeit! Kaum jemand macht sich im Voraus klar, wie einschneidend ein Kind das ganze Leben seiner Eltern umkrempelt und auf den Kopf stellt. Von einem Tag auf den nächsten sind Sie rund um die Uhr für einen kleinen Menschen verantwortlich, der in allen lebenswichtigen Belangen voll und ganz von Ihnen abhängig ist. Das ist einerseits wunderschön und kann Sie auf der anderen Seite völlig zermürben.

Zum einen sind Sie überglücklich, wenn Sie Ihr Baby im Arm halten. Zum anderen leiden Sie unter dem ständigen Schlafentzug. Sie wissen kaum, wann Sie die Zeit für eine Dusche finden sollen, und beim Blick in den Spiegel wenden Sie sich mit einem schiefen Grinsen ab: Die Figur ist aus den Fugen, der Bauch schlapp und weich, der Busen dafür manchmal schmerzhaft prall. Die Schwangerschaftsstreifen sind noch nicht verblasst, sondern schimmern bläulich violett. Der Dammschnitt oder die Kaiserschnittnaht schmerzt, die Brustwarzen sind wund und die Wohnung versinkt mit jedem Tag tiefer im Chaos…

Diese Aufzählung soll Ihnen keine Angst einjagen. Schließen Sie daraus nicht, die erste Zeit nach der Geburt sei ein furchtbares Jammertal. Sie sollen nur wissen, dass das glückstrahlende Mutterbild, das Ihnen in den Medien und in der Werbung gezeigt wird und das wahrscheinlich auch Ihre Familie von Ihnen erwartet, nur die eine Seite der Medaille ist. Diese Seite, das große Glück, werden Sie problemlos allein meistern. Für die andere Hälfte dagegen werden Sie bestimmt Hilfe und Unterstützung brauchen. Das sollten Sie wissen und sich frühzeitig darum kümmern.

Früher oder später hat fast jede junge Mutter ein ausgedehntes Stimmungstief. Reden Sie sich jetzt bloß kein schlechtes Gewissen ein. Seien Sie ganz beruhigt: Das geht allen, wirklich allen frisch gebackenen Elternpaaren so! Den einen mehr, den anderen weniger – je nachdem wie viel Unterstützung sie von anderen erfahren. Machen Sie sich immer wieder klar, dass es harte Arbeit ist, ein Kind zu versorgen. Nüchtern betrachtet ist das ein Full-Time-Job, der allerdings kaum als solcher anerkannt (und schon gar nicht bezahlt!) wird. Zusammen mit den Anforderungen des Haushalts ergibt sich die klassische Doppelbelastung, unter der auch erwerbstätige Frauen häufig leiden. Sicher haben Sie früher auch oft über Ihren Job geschimpft und ihn trotzdem gemocht. Nehmen Sie sichs darum auch nicht übel, wenn Sie das Muttersein ab und zu unendlich nervt – das ändert ja nichts an Ihrer liebevollen Grundhaltung zu Ihrem Kind.

Auch wenn Ihnen Ihr Kind erst einmal seltsam fremd vorkommt, ist das nichts Außergewöhnliches. Entgegen allen Klischees vom Muttersein fließt längst nicht jede Frau automatisch vor Liebe über, sobald ihr Baby geboren ist. Eine grundsätzliche Zuneigung ist vorhanden, doch ansonsten gibt es im Verhältnis zwischen Eltern und Baby deutliche Parallelen zur Erwachsenenwelt: Liebe wächst langsam, aber stetig, je besser man sich kennen lernt. Die altmodische Redewendung vom „ans Herz wachsen" beschreibt diesen Prozess sehr schön und treffend. Gestehen Sie sich und Ihrem Baby diese Zeit zu, ohne an sich und Ihrer Liebe zu zweifeln. Genauso wie Ihr Kind Ihnen nach und nach beibringt, wie Sie sich am besten um es kümmern, trägt es mit jedem Lächeln, jedem vertrauensvollen Anschmiegen dazu bei, das Band zwischen Ihnen enger zu knüpfen. Sie werden sehen: Je sicherer und vertrauter Ihr Umgang miteinander wird, desto inniger und enger wird auch die Beziehung zwischen Ihnen und Ihrem Kind.

Woher kommt der „Baby-Blues" und was kann ich dagegen tun?

Rund achtzig Prozent aller Frauen geraten drei bis vier Tage nach der Entbindung in ein Stimmungstief, das unterschiedlich ausgeprägt sein kann und unterschiedlich lange andauern kann. Dieser so genannte „Baby-Blues" – früher sagte man etwas abfällig „Heultage" – ist in erster Linie auf die hormonelle Umstellung Ihres Körpers zurückzuführen. Hinzu kommt die Erschöpfung durch die Geburt, die jetzt mit etwas Zeitverzögerung voll durchschlägt. Sie haben noch Schmerzen. Außerdem stehen Sie jetzt oft noch unter dem Eindruck des Milcheinschusses, der sehr unangenehm und schmerzhaft sein kann. Vielleicht klappts auch mit dem Stillen noch nicht so recht. Und nicht zuletzt dämmert Ihnen jetzt, nach den ersten Tagen mit Ihrem Kind, dass Sie vor einer ganz gewaltigen Aufgabe stehen – lauter gute Gründe, für eine Weile nah am Wasser gebaut zu haben. Das ist ganz normal. Sie sind keine „Rabenmutter", wenn Sie in diesen Tagen nicht permanent auf Wolke sieben schweben! Untersuchungen haben gezeigt, dass bei Müttern, die häufiger von ihrem Kind getrennt werden, der Baby-Blues ausgeprägter auftritt.

Sprechen Sie mit Ihrem Partner darüber, was Sie bewegt und wovor Sie sich fürchten. Je genauer er weiß, wie es Ihnen geht, desto besser kann er sich darauf einstellen. Fordern Sie ruhig Aufmerksamkeit für sich ein. Während der Schwangerschaft waren Sie die umhätschelte Hauptperson, nun dreht sich plötzlich alles um den Nachwuchs. Doch bei aller Begeisterung fürs Kind sollte Ihre Umwelt die Mutter nicht zu kurz kommen lassen.

Wenn Sie und Ihr Kind dann zu Hause sind, gibt es nur eins: Verschaffen Sie sich Hilfe und Entlastung, wo immer Sie sie kriegen können. Unter bestimmten Umständen zahlt Ihre Krankenkasse nach der Geburt einen Zuschuss für eine Haushaltshilfe. Fragen Sie danach! Spannen Sie ungeniert Großmütter, hilfsbereite Nachbarinnen und Ihren Partner ein, um sich ab und zu eine ungestörte halbe Stunde zu verschaffen. Wünschen Sie sich anstelle des zwölften Strampelhöschens oder eines weiteren Blumenstraußes lieber „einmal Treppe putzen" oder „einmal Kühlschrank auffüllen".

Nutzen Sie gerade in den ersten Monaten jede Atempause, die Ihnen Ihr Baby lässt: Wenn es schläft, legen Sie sich auch hin! Vergessen Sie Abwasch, Bügelwäsche und die Steuererklärung. Der Alltag mit Kind ist gerade in den ersten Monaten anstrengend genug – setzen Sie sich nicht zusätzlich unter Druck! Sie werden noch Monate brauchen, um sich von den Anstrengungen der Schwangerschaft und der Geburt zu erholen. Nehmen Sie sich die Zeit und überfordern Sie sich nicht. Ihre Kraftreserven sind nicht unerschöpflich. Teilen Sie sie ein.

Was ist eine postpartale Depression? Wie erkenne ich sie und was kann ich dagegen tun?

Bitte machen Sie sich im Vorfeld der Geburt nicht allzu viele Gedanken: Aller Wahrscheinlichkeit nach werden Sie in der ersten Zeit ziemlich erschöpft und müde, manchmal sehr genervt, aber trotz aller Anlaufschwierigkeiten überwiegend sehr, sehr glücklich sein mit Ihrem Knirps. Vielleicht haben Sie aber auch schon einmal von der so genannten „postnatalen" oder Wochenbettdepression gehört. Die medizinisch korrekte Bezeichnung für dieses Phänomen, unter dem etwa zehn Prozent der jungen Mütter leiden, ist „postpartale" Depression. „Post partum" kommt aus dem Lateinischen und heißt: „nach der Entbindung", bezieht sich also auf den Zustand der Frau. „Post natorum" dagegen heißt: „nach der Geburt" und beschreibt die Situation des Kindes.

Worum handelt es sich? Gelegentliche (oder auch häufigere) „Durchhänger" sind in den ersten Monaten völlig normal. Wenn Sie allerdings häufig oder ständig unter Angstzuständen, Schlafstörungen, Albträumen oder Konzentrationsschwierigkeiten leiden, sich ständig überfordert fühlen oder sogar feindselige Gefühle gegenüber Ihrem Kind oder Ihrem Partner entwickeln, leiden Sie möglicherweise unter einer postpartalen Depression.

Dieser Zustand ist für alle Beteiligten sehr belastend, je länger er andauert: Sie selbst fühlen sich unwohl und unglücklich. Ihr Partner ist durch Ihr verändertes Verhalten irritiert und reagiert zunehmend gereizt. Und Ihr Baby spürt, dass mit seinen beiden wichtigsten Bezugspunkten im Leben etwas nicht stimmt, und reagiert entsprechend verschreckt: Es schreit viel, schläft wenig, trinkt schlecht und verstärkt dadurch noch Ihre Unsicherheit und Angst.

Durchbrechen Sie diesen Teufelskreis so früh wie möglich! Sollten Sie eines oder mehrere der oben beschriebenen Symptome an sich feststellen, suchen Sie umgehend ärztliche Hilfe. Informieren Sie auch Ihre Familie und Freunde, damit die Ihnen nach Kräften helfen und Sie so weit wie möglich entlasten. Machen Sie sich (und den anderen) klar, dass Sie nicht „schuld" an Ihrem Zustand sind, dass Sie sich nicht „gehen lassen" und es nicht damit getan ist, sich „zusammenzureißen". Richtig und frühzeitig behandelt, gehört die Depression schon nach wenigen Wochen der Vergangenheit an.

Sehr selten (in etwa einem von tausend Fällen) leiden frisch gebackene Mütter unter einer schwerwiegenden psychischen Erkrankung, der so genannten postpartalen Psychose, die sich in Wahnvorstellungen, Selbstmordgedanken und starker Aggression gegenüber dem Kind äußert. In diesem äußerst seltenen Fall ist eine stationäre Behandlung notwendig.

Wie steht es mit dem Sex nach der Geburt?

Grundsätzlich ist der Geschlechtsverkehr wieder möglich, sobald die Frau sich dazu bereit fühlt. Solange der Wochenfluss andauert, sollten Sie ganz besonders auf Hygiene achten. Und solange Verletzungen wie ein Kaiserschnitt oder eine Dammnaht noch nicht vollständig verheilt sind, ist besondere Vorsicht und Behutsamkeit geboten.

Viele Frauen haben in den ersten Wochen und Monaten nach der Geburt bedingt durch die Stillhormone ohnehin wenig Lust auf ihren Partner. Zudem müssen jetzt die Strapazen der Geburt verarbeitet werden: Ihre Psyche muss sich erst einmal „einpendeln" und sich mit den veränderten Lebensumständen arrangieren. Und auch die körperlichen Wunden brauchen Zeit zum Heilen.

Mitunter hinterlässt eine Geburt körperliche Spuren, die die Lust dauerhaft beeinträchtigen. So leiden manche Frauen infolge der Stillhormone unter einer trockenen Scheide, die beim Geschlechtsverkehr Schmerzen bereitet. Ein einfaches Gleitgel (teuer in der Apotheke, preiswert im Sexshop) schafft sofort Abhilfe. Oder die Dammnaht ist nicht gut abgeheilt, sodass eine störende Narbe zurückbleibt. Wenn Sie unter solchen körperlichen Beeinträchtigungen leiden, sprechen Sie mit Ihrem Frauenarzt. Diese Beschwerden kann man erfolgreich behandeln. Auch in Sachen Verhütung sollten Sie sich von Ihrem Gynäkologen beraten lassen – Stillen ist keine sichere Empfängnisverhütung!

Oft lässt aber einfach die ständige, quälende Müdigkeit gar keinen Gedanken an Sex aufkommen, wenn Sie denn tatsächlich einmal ungestört im Bett liegen. Manche Frauen fühlen sich aufgrund der körperlichen Veränderungen auch unattraktiv und unsicher. Untersuchungen zufolge leiden bis zu 90 % aller Frauen nach der Entbindung eine Zeit lang unter sexueller Unlust – machen Sie sich also keine Sorgen, dass mit Ihnen etwas nicht stimmt.

Für Ihren Partner sind die ersten Monate nach der Geburt des Kindes ebenfalls nicht leicht. Auch er hat, wenn er bei der Entbindung dabei war, einiges zu verarbeiten – eine Geburt ist für alle unmittelbar Beteiligten ein Ausnahmeerlebnis. Das sollte man nicht vergessen! Mancher tut sich auch schwer, in der liebevollen Mutter seines Kindes gleichzeitig die Geliebte zu sehen, und schämt sich seiner Lust. Und vor allem bei stillenden Müttern kann die Beziehung zwischen Mutter und Kind so eng wirken, dass scheinbar kein Platz mehr für einen Dritten bleibt. Fühlt sich Ihr Mann erst einmal solcherart ausgeschlossen und „verdrängt", ist es oft schwierig, die liebevolle Zweisamkeit wieder aufleben zu lassen.

Bemühen Sie sich gemeinsam mit Ihrem Partner darum, einander als Paar wieder zu entdecken. Versuchen Sie, an frühere Zeiten anzuknüpfen, indem Sie sich bewusst Freiräume ohne Kind verschaffen. Babysitter sind eine wundervolle Erfindung! Gestehen Sie sich ein, dass die Monate nach der Geburt ein permanenter Ausnahmezustand sind. Bemühen Sie sich gemeinsam darum, neue Wege des lustvollen Miteinanders zu finden, wenn beide sich dazu bereit fühlen. Wenn Sie noch nicht wieder miteinander schlafen mögen, können Sie trotzdem Zärtlichkeiten austauschen, sich liebevoll in den Arm nehmen oder gegenseitig massieren.

Lassen Sie sich Zeit. Es geht nicht darum, ohne Umschweife zur „Normalität" zurückzukehren. Die „Normalität" aus der Zeit vor der Entbindung wird sich ohnehin nicht mehr einstellen. Die Spontaneität, die früher möglich war, ist erst einmal dahin. Wenn der Nachwuchs schreit, ist jedes Schmusestündchen, aus dem früher leicht „mehr" wurde, sofort unterbrochen. Wenn der Knirps erst laufen kann und an die Türklinke reicht, ist kein Ort der Wohnung mehr sicher … Und herrscht tatsächlich mal Ruhe, funktioniert die Sexualität auch nicht „auf Knopfdruck", erst recht nicht, wenn ein Ohr stets in Richtung Kinderzimmer horcht … All das liest sich jetzt wahrscheinlich erst einmal ganz fürchterlich. Die Hauptsache ist aber, dass Sie nicht den Mut und nicht die Geduld miteinander verlieren. Machen Sie sich nicht allzu viele Sorgen! Auch diese Phase geht vorbei – unzählige Familien beweisen das. Haben Sie jemals überlegt, wie wohl das zweite, dritte, vierte Kind Ihrer Freunde zustande kam? Genau! Alles wird gut …

Wozu ist Rückbildungsgymnastik gut?

Schwangerschaft und Geburt hinterlassen deutliche Spuren am Körper einer Frau. Diese bilden sich zwar zum Teil von allein zurück, doch mit gezielter Rückbildungsgymnastik können Sie Ihren Körper dabei unterstützen, diesen Umstellungsprozess zu meistern.

In erster Linie sprechen gesundheitliche Gründe für ein regelmäßiges Training: Der Stoffwechsel wird angeregt, das Gewebe und die durch die Schwangerschaft und die Geburt stark beanspruchten und gedehnten Muskeln werden wieder gekräftigt und gestrafft. Durch ein gezieltes Beckenbodentraining beugen Sie einer Gebärmuttersenkung vor und verringern das Risiko, später unter einer Blasenschwäche zu leiden. Außerdem bringt regelmäßige Bewegung auch den Kreislauf in Schwung und beugt so Thrombosen vor. Übungen zur Entspannung und zur Stärkung des Rückens helfen Ihnen dabei, mit den Anstrengungen des Baby-Alltags besser fertig zu werden.

Nebenbei haben die Übungen aber auch einen „kosmetischen" Effekt: Die erschlaffte Bauchmuskulatur wird gestrafft, und mit regelmäßigem Training sind auch Po und Oberschenkel bald wieder in Form.

Wann sollte ich mit der Rückbildung anfangen?

Ob Sie nun im Krankenhaus, zu Hause oder in einem Geburtshaus entbunden haben: Wenn keine Komplikationen aufgetreten sind, können Sie unter der Anleitung einer Hebamme oder Krankengymnastin mit ersten vorsichtigen Übungen schon am Tag nach der Entbindung beginnen.

Durch die Überdehnung der Bauchmuskeln besteht nach der Geburt eine so genannte Rektusdiastase (Bauchmuskelspalte bei Anspannung der Muskulatur), die abhängig von der Kinderzahl, Größe des Kindes und des allgemeinen Zustandes der Bauchmuskulatur mehr oder weniger ausgeprägt ist. Wie groß Ihre Rektusdiastase ist, können Sie schon einen Tag nach der Entbindung selbst feststellen. Sie legen sich flach auf den Rücken, heben dann den Kopf und richten gleichzeitig die Fußspitzen auf. Jetzt legen Sie in Höhe des Nabels die gestreckten Finger auf Ihren Bauch. Nun können Sie spüren, ob das breite Muskelband, das sich vom unteren Rippenbogen zum Schambein zieht, gespalten ist oder nicht. Es ist wichtig, dass sich diese Diastase wieder schließt, damit die Bauchmuskulatur ihre Stabilität wiedererlangt. Sonst muss der Rücken ständig ausgleichen und wird sich früher oder später schmerzhaft beschweren.

Wenn Sie einen Dammschnitt oder -riss haben, sollten Sie es langsam angehen lassen. Die Übungen für das so genannte „frühe Wochenbett" sind zwar besonders schonend. Doch wann Sie welche Übung frühestens machen dürfen, ist von Fall zu Fall verschieden und hängt von Ihrer körperlichen Verfassung ab. Fragen Sie bitte Ihre Krankengymnastin oder Hebamme.

Die ersten Wochen zu Hause werden Sie vermutlich erst einmal brauchen, um sich auf Ihr neues Leben einzustellen, denn die erste Zeit mit Kind stellt Sie körperlich wie seelisch noch einmal vor große Herausforderungen. Sie werden sich sicher fragen, woher Sie überhaupt noch die Zeit für die Rückbildungsgymnastik nehmen sollen! Trotzdem sollten Sie die Übungen nach Möglichkeit fortsetzen. Der ideale Zeitpunkt, mit einem Rückbildungsgymnastik-Kurs zu beginnen, ist etwa vier bis acht Wochen nach der Geburt Ihres Kindes. Bis dahin haben Sie sich von den Anstrengungen der Geburt schon ein wenig erholt, der Alltag hat sich ein wenig eingespielt und Sie können und sollten die Gelegenheit ergreifen, sich selbst etwas Gutes zu tun.

Und wenn ich keine Zeit für Rückbildungsgymnastik habe?

Überlegen Sie, ob Sie nicht doch jeden Tag ein paar Minuten erübrigen können und dafür lieber andere Dinge ein wenig vernachlässigen. Ihre Gesundheit ist allemal wichtiger als z. B. eine aufgeräumte Wohnung.

Sie müssen gar kein umfangreiches Trainingsprogramm absolvieren, sondern können auch immer mal eine Übung zwischendurch einschieben. Es ist sogar besser, mehrmals am Tag kurz zu üben als einmal für lange Zeit am Stück. Versuchen Sie, sich an feste „Termine" für Ihre Übungen zu gewöhnen. Üben Sie z. B. tagsüber immer nach dem Stillen. Dann vergessen Sies nicht so leicht und Ihr Baby ist satt und zufrieden und wahrscheinlich dementsprechend friedlich.

Viele Übungen – speziell diejenigen für den Beckenboden – können Sie jederzeit und überall machen. Gewöhnen Sie sich doch zum Beispiel an, jeweils beim Wickeln die „Seerosenblüte" zu trainieren (nicht zu früh beginnen!). Oder Ihr Partner beschäftigt sich jeden Abend eine Weile allein mit dem Baby und verschafft Ihnen so den nötigen Freiraum für Ihre Übungen. Oder Sie beziehen Ihr Baby einfach in Ihre Rückbildungsgymnastik ein. Bei vielen Übungen kann es neben Ihnen auf der Matte liegen und im nachfolgenden Übungsteil finden Sie sogar einige Vorschläge, bei denen Ihr Baby in die Übung selbst eingebunden wird. Wetten, dass das bald Ihre Lieblingsübungen sind? So tun Sie auf einen Streich sich selbst und Ihrem Kind etwas Gutes.

Nützt ein Rückbildungsgymnastik-Kurs wirklich etwas?

Es ist wichtig, dass Sie die Grundlagen der Rückbildungsgymnastik unter fachkundiger Anleitung erlernen, damit Sie sich nicht durch falsches oder verfrühtes Training schaden. Gerade Frauen, die vor der Schwangerschaft sportlich sehr aktiv waren, oder solche, die sich besonders sehnlich ihre alte Figur zurückwünschen, laufen Gefahr, zu ehrgeizig zu trainieren und sich zu früh zu viel zuzumuten. Andere junge Mütter sind von den vielfältigen neuen Anforderungen so gefangen genommen, dass sie sich selbst und das eigene Wohlergehen völlig aus dem Blick verlieren. Hier kann ein fester Kurstermin eine große Hilfe sein. Oft braucht man gerade in der ersten anstrengenden Zeit mit Baby einen Anstoß von außen, um sich ab und zu einmal um sich selbst zu kümmern. Mindestens ein fester Termin pro Woche sollte dafür schon eingeplant werden. Sie werden auch staunen, wie viel Spaß ein bisschen Bewegung machen kann. Nutzen Sie die Gelegenheit, Ihren Körper bewusst wieder zu entdecken, und genießen Sie die ungewohnte Leichtigkeit und Beweglichkeit, die er nach der Schwangerschaft wieder hat.

Ein weiterer Vorteil von Rückbildungsgymnastik-Kursen ist die Möglichkeit, Kontakte zu anderen Frauen in der gleichen Lebenssituation zu knüpfen und sich mit Gleichgesinnten auszutauschen. Oft ergibt sich hier die Gelegenheit, im Anschluss an den Kurs noch einen (Milch)kaffee zu trinken und sich gegenseitig die neuesten Fortschritten der Knirpse vorzuschwärmen. Nicht selten finden sich hier auch gute Babysitter auf Gegenseitigkeit.

Wie finde ich den richtigen Kurs für mich?

Ein guter Rückbildungsgymnastik-Kurs wird von einer Krankengymnastin oder Hebamme geleitet. Er sollte über mehrere Wochen gehen und pro Termin etwa anderthalb Stunden umfassen. Schön ist es, wenn am Ende der Stunde Zeit für Fragen und Gespräche eingeplant ist.

Zu vielen Kursen können die Babys mitgebracht werden. Das ist eine Erleichterung für alle Mütter, die sonst mangels Betreuungsmöglichkeit nicht an einem solchen Kurs teilnehmen könnten. Meist besteht dann die Möglichkeit, alle Babys auf eine große zentrale Matte zu legen. Wenn Ihr Kind nicht an einer Infektion leidet, sollten Sie ihm dieses Vergnügen ruhig gönnen: Schon die Allerkleinsten schauen sich interessiert den „Kollegen" auf der Nachbardecke an. Und wenn die Kleinen etwas älter sind, nehmen sie auch gern spielerisch tastend Kontakt zu anderen Babys auf. Kriegen Sie keinen Schreck, wenn Ihr Kind dann auch einmal genießerisch probiert, wie der Fuß des Nebenmanns wohl schmecken mag ... Ein kleiner Nachteil dieser Kurse ist, dass sie manchmal in Stillgruppen ausarten können.

Haben Sie jedoch die Möglichkeit, Ihr Kind während dieser Zeit gut unterzubringen, machen Sie ruhig davon Gebrauch! Sie können sich dann nicht nur besser auf die Übungen konzentrieren, sondern verschaffen sich damit gleichzeitig auch eine Verschnaufpause im anstrengenden Babyalltag. Und wenn es der Vater ist, der sich in dieser Zeit um den Knirps kümmert, wird er es möglicherweise sogar genießen, einmal nicht unter Ihrem wachsamen Blick zu stehen, wenn er mit dem Baby hantiert.

Was muss ich beim Training beachten?

Die wichtigste Regel zuerst: Hören Sie auf Ihren Körper! Für die Rückbildungsgymnastik gilt das Gleiche wie für die Schwangerschaftsgymnastik: Zwingen Sie sich zu nichts! Wenn Ihnen eine Übung Probleme oder gar Schmerzen bereitet, ist es im Zweifelsfall noch zu früh dafür und Sie sollten sie lieber sein lassen. Ein ausgeprägter Leistungswillen oder gar verbissener Ehrgeiz sind völlig fehl am Platze!

Strikt tabu sind in der ersten Zeit alle Übungen, die die Bauchmuskulatur und den Beckenboden über Gebühr beanspruchen: Dazu gehört nicht nur das so genannte „Klappmesser", sondern auch Sit-ups, wie wir sie beim Aufsetzen aus der Rückenlage gewöhnlich machen. Nehmen Sie in den ersten Wochen nach der Entbindung beim Aufstehen und Hinlegen immer den schonenden „Umweg" über die Seitenlage.

Üben Sie langsam und bewusst, und vermeiden Sie ruckartige Bewegungen. Übertreiben Sie nichts. Machen Sie lieber einige wenige Übungen, die aber mehrmals nacheinander, als hektisch ein ganzes Programm durchzuturnen. Steigern Sie Ihr Pensum langsam und behutsam. Wenn Sie sich nicht wohl fühlen, verzichten Sie lieber ganz auf das Training. Sollten während der Übungen Schmerzen auftreten, hören Sie bitte sofort auf und ruhen sich aus. Wenn Sie unter Beschwerden (z. B. starken Rückenschmerzen) leiden, fragen Sie Ihre Hebamme oder Krankengymnastin, welche Übungen Sie von vornherein lieber meiden sollten und welche Ihnen Linderung verschaffen können.

Bauen Sie nach etwa zwei Wochen Ihr Programm langsam aus. Beginnen Sie weiterhin mit einigen Übungen aus der Zeit des ersten Wochenbetts und gehen dann erst zu den anstrengenderen über. Grundsätzlich gilt: Je länger die Entbindung zurückliegt und je besser sich Ihr Beckenboden regeneriert hat, desto intensiver dürfen die Übungen sein.

Und noch etwas: Gehen Sie immer zur Toilette, bevor Sie mit den Übungen beginnen. Eine volle Blase kann Ihnen bei manchen Übungen arge Probleme bereiten oder den Trainingseffekt schmälern.

Welche Körperregionen muss ich trainieren?

Ihr gesamter Körper trägt nach der Entbindung deutliche Spuren der vorangegangenen Monate: Für Sie selbst am offensichtlichsten sind die Veränderungen Ihres Bauches und der an der Geburt beteiligten Organe. Der Bauch ist schlaff, die Bauchwand ohne Spannung. Auch der untere Teil des Geburtskanals ist schlapp, anfangs auch geschwollen. Während sich Gebärmutter und Scheide überwiegend aus eigener Kraft zurückbilden, können andere Körperregionen durch gezielte Gymnastik bei dieser Arbeit unterstützt werden.

Durch die schwangerschaftsbedingte Lockerung aller Gelenke hat der gesamte Bewegungsapparat an Stabilität verloren. Besonders betroffen ist der knöcherne Beckenring, der während der Geburt auseinander gedrückt wurde. Das Gewicht des Bauches hat in den letzten Schwangerschaftsmonaten die Wirbelsäule bis an ihre Belastungsgrenze strapaziert.

Durch Schwangerschaft und Geburt sind außerdem ganze Muskelgruppen extrem strapaziert und gedehnt worden, insbesondere die Rücken-, die Bauch- und die Beckenbodenmuskulatur. Letztere ist mit Abstand die wichtigste. Die Bedeutung des Beckenbodentrainings kann gar nicht oft genug betont werden. Wer es vernachlässigt oder aus kosmetischen Gründen zu früh mit einem intensiven Bauchmuskeltraining beginnt, riskiert eine Gebärmuttersenkung, den Vorfall der inneren Organe (Blase, Scheide, Darm) oder eine Blasenschwäche (Harninkontinenz). Bevor Sie mit Übungen zur Unterstützung anderer Körperteile beginnen, muss zunächst Ihr Beckenboden stabilisiert werden. Zusätzlich zum Beckenbodentraining sind alle Übungen sinnvoll, die Bauch, Beine, Po und Rücken kräftigen.

Was ist der Beckenboden und warum ist er so wichtig?

Als Beckenboden bezeichnet man die Muskulatur, die das Becken nach unten hin abschließt. Diese Muskelschicht ist rund sieben Zentimeter dick, etwa so dick wie ein Handteller, und verläuft etwa zwei bis drei Zentimeter unter der Haut vom Schambein bis zum Steißbein. Der Beckenboden bildet die Basis unseres Körpers. Er hält und stützt ihn und ermöglicht uns so den aufrechten Gang. Die inneren Organe im Becken- und Bauchraum ruhen in dieser Hängematte aus Muskelgewebe und werden von ihr getragen. Die Muskulatur des weiblichen Beckenbodens hält die Gebärmutter, die Blase und den Enddarm am richtigen Platz und umgibt und stützt die Genitalien. Während der Schwangerschaft trägt sie zusätzlich das Gewicht Ihres Babys.

Der Beckenboden besteht aus drei Schichten übereinander angeordneter Muskelstränge, die in der Mitte einen Spalt offen lassen. Dank dieser perfekten Konstruktion kann er einerseits während der Schwangerschaft Ihr Baby sicher halten und sich andererseits während der Geburt so weit öffnen, dass Ihr Kind sich seinen Weg ins Leben bahnen kann. Die Schwangerschaftshormone und der zunehmende Druck, den das Gewicht des Kindes ausübt, lockern den Beckenboden im Verlauf der Schwangerschaft immer weiter auf. Er wird weicher und wölbt sich immer stärker nach unten wie eine Hängematte aus extrem dehnbarem, aber reißfestem Garn, in die Sie immer mehr hineinpacken.

Die unterste Schicht dieser Muskeln verläuft im Bogen um den After und wie eine Acht rund um die Öffnungen von Scheide und Harnblase. Bei diesen eher schmalen Muskelbändern handelt es sich um die Schließmuskulatur, die es Ihnen ermöglicht, Stuhl und Harn bewusst zurückzuhalten bzw. zu lösen. Die darüber liegende Muskelschicht erstreckt sich in Form eines Dreiecks von den so genannten Sitzhöckern (den Knochen im Po, die bei langem Sitzen auf einem harten Stuhl wehtun) nach vorn zum Schambein. Diese mittlere Muskelschicht wird bei der Geburt am stärksten gedehnt. Die oberste Schicht des Beckenbodens deckt eine noch größere Fläche ab: Sie zieht sich vom Kreuzbein aus an den Seiten des Beckens entlang bis zum Schambein.

Wenn Sie Ihren Beckenboden schon während der Schwangerschaft trainiert haben, bildet er sich nach der extremen Dehnung während der Geburt in der Regel gut zurück. Tut er das nicht oder nur unzureichend, kann das schwerwiegende Folgen haben: Bei unzureichender Spannung des Beckenbodens haben Sie keine verlässliche Kontrolle über die Schließmuskeln, sodass es zu unfreiwilligem Harnabgang, der so genannten Inkontinenz, kommen kann. Ist die Beckenbodenmuskulatur sehr geschwächt, kann die Gebärmutter nach unten sinken. Bis heute ist außerdem viel zu wenig bekannt, dass diese Muskelgruppen auch für den befriedigenden Geschlechtsverkehr eine wichtige Rolle spielen. Manche Therapeuten bezeichnen die Beckenbodenmuskulatur sogar als das „Lustzentrum in der Körpermitte".

Wie finde ich meinen Beckenboden?

Es gibt verschiedene Möglichkeiten, sich die verschiedenen Muskelschichten des Beckenbodens bewusst zu machen.

Am einfachsten lässt sich die unterste Schicht, die Schließmuskulatur, orten. Wenn Sie das nächste Mal zur Toilette gehen, achten Sie zunächst darauf, welche Muskeln Sie loslassen müssen, damit Ihre Blase sich entleeren kann. Spannen Sie diese Muskeln dann einige Mal fest an, um den Strahl vollständig zu unterbrechen. Dieses Prozedere dient nur dazu, die betreffenden Muskelgruppen kennen zu lernen. Das Unterbrechen des Harnstrahls ist keine Übung, die Sie regelmäßig durchführen sollten, auch wenn dies manchmal noch empfohlen wird!

Um die mittlere Muskelschicht zu spüren, versetzen Sie sich zurück in die Zeit, als Sie ein kleines Mädchen waren. Wissen Sie noch, wie es sich anfühlte, wenn Sie ganz nötig zur Toilette mussten und gerade kein Klo verfügbar war? Zum „Einhalten" haben Sie die Beine gekreuzt, die Oberschenkel fest gegeneinander gedrückt und sich das Wasserlassen „verkniffen", indem Sie bestimmte Muskeln gleichzeitig nach innen und oben gezogen haben. Diese Muskeln gehören zur mittleren Schicht des Beckenbodens.

Sie können sich auch vorstellen, Sie versuchten einen Tampon festzuhalten, an dessen Bändchen Sie von unten ziehen. Die Muskeln, die Sie jetzt anspannen, sind Teil des Beckenbodens. Einige Wochen nach der Entbindung, wenn eventuelle Verletzungen verheilt sind und der Wochenfluss aufgehört hat, können Sie auch einen oder zwei Finger in die Scheide einführen und mit der umliegenden Muskulatur bewusst „zugreifen".

Die oberste Schicht der Beckenbodenmuskulatur ist am schwierigsten zu lokalisieren. Hier müssen Sie Ihre Fantasie zu Hilfe nehmen. Setzen Sie sich aufrecht auf einen Hocker und schließen Sie die Augen. Nun stellen Sie sich vor, Sie hätten einen schweren Schwanz, vielleicht wie ein Krokodil, ein Biber oder ein

Känguru. Spüren Sie ihn? Diesen Schwanz heben Sie nun hoch, als wollten Sie freudig damit wedeln. Dazu brauchen Sie die Muskeln der obersten Beckenbodenschicht. Lachen Sie nicht! Bei vielen Säugetieren dient diese Muskulatur genau diesem Zweck.

Wann soll ich mit dem Beckenbodentraining beginnen?

Sie können schon wenige Tage nach der Geburt anfangen, Ihren Beckenboden mit Atemübungen behutsam zu tonisieren. Aufbauend darauf sind sanfte Übungen sinnvoll, die Ihnen erst einmal wieder ein Gefühl für diese Körperregion vermitteln. Wenn Sie eine Dammnaht oder größere Verletzungen haben, können selbst diese leichten Übungen zuerst noch wehtun. Sprechen Sie mit Ihrer Hebamme oder Krankengymnastin, weil die Wahl der Beckenbodenübungen entsprechend dem Befund getroffen werden sollte.

Am Anfang werden Sie wahrscheinlich den Eindruck haben, dass die Übungen überhaupt nichts bewirken. Das ist ganz normal! Lösen Sie sich bitte von der Vorstellung, es handle sich um ein Fitnessprogramm, das im Handumdrehen sichtbaren Erfolg hat oder zumindest spürbare Folgen wie z. B. Muskelkater hinterlässt. Bei den ersten Übungen geht es darum, die strapazierte Muskulatur ganz schonend bei der Rückbildung zu unterstützen. Auch wenn Sie während der Übungen überhaupt nichts spüren, erzielen Sie doch den gewünschten Trainingseffekt: Schon die intensive Vorstellung der Übung sorgt dafür, dass die Beckenbodenmuskulatur entsprechend bewegt wird. Diese Bewegung ist zu Anfang nur minimal, doch nach einiger Zeit werden Sie sie auch wieder wahrnehmen.

Welche Beckenbodenübungen sind für den Anfang geeignet?

Je früher Sie nach der Entbindung etwas für Ihren Beckenboden tun, desto besser ist es. Lassen Sies aber langsam angehen und überanstrengen Sie sich nicht. Ein bis zwei Tage nach der Geburt fangen Sie mit wenigen Atemübungen an, danach können Sie Ihr Pensum nach und nach steigern. Machen Sie jede Übung zunächst fünf-, später zehnmal.

Wenn der Beckenboden wieder gekräftigt ist, können Sie die beim Ausatmen aufgebaute Spannung über einen oder mehrere Atemzüge aufrechterhalten, bevor Sie sie mit dem Einatmen wieder lösen. Warten Sie damit aber eine Weile! Achten Sie darauf, bei den Übungen nicht die Luft anzuhalten – das erhöht den Druck auf den Beckenboden und belastet ihn zusätzlich.

Legen Sie sich zunächst auf den Rücken. Die Hände ruhen leicht auf Ihrem Bauch. Spüren Sie Ihrem Atem nach: Beim Ausatmen wird der Bauch ganz flach, beim Einatmen rundet er sich sanft. Nun stellen Sie sich vor, Ihr Beckenboden sei eine Blüte, die sich beim Einatmen langsam öffnet und sich beim Ausatmen zur einer Knospe schließt. Atmen Sie ein paarmal ruhig und gleichmäßig. Dann versuchen Sie, diese Vorstellung mit Muskelbewegungen zu begleiten: Beim Ausatmen spannen Sie den Beckenboden sacht an, beim Einatmen lassen Sie ihn los. Gehen Sie dabei anfangs ganz behutsam vor – stellen Sie sich vor, dass Sie die Blüte nicht zerdrücken wollen.

Nun stellen Sie nacheinander die Beine auf, die Füße stehen etwa schulterbreit auseinander. Stellen Sie sich vor, Ihr Po läge auf einen Zifferblatt: Rechts ist die Neun, links die Drei, oben die Zwölf und in Richtung Ihrer Füße die Sechs. Verlagern Sie nun das Gewicht Ihres Kreuzbeins von einer Zahl zur nächsten – erst einige Male im Uhrzeigersinn, dann gegen den Uhrzeigersinn. Das Becken bleibt dabei fest auf der Matratze liegen. Anschließend verlagern Sie beim Ausatmen das Gewicht des Steißbeins auf die Zwölf und spannen dabei den Beckenboden an. Beim Einatmen lassen Sie Ihr Steißbein auf die Sechs sinken und entspannen den Beckenboden.

Legen Sie sich nun auf den Bauch. Ein kleines festes Kissen stützt Ihren Bauch zwischen Nabel und Schambein, die Arme liegen neben dem Körper oder sind unter Ihrem Kopf verschränkt. Nun atmen Sie ein und begleiten das Ausatmen mit einem kräftigen, lauten Ton, z. B. „Puuuuh!" Daran, dass das Kissen dabei leicht von unten gegen Ihren Bauch drückt, werden Sie spüren, dass in Ihrem Inneren eine leichte Anspannung entsteht. Atmen Sie bewusst und kräftig gegen das Kissen an. Diese Übung wiederholen Sie einige Male. Als Nächstes ziehen Sie jeweils beim Ausatmen Ihr Schambein in Richtung Bauchnabel und lassen es beim Einatmen langsam wieder los. Dabei bewegt sich Ihr Becken nur minimal, Sie machen keinen Katzenbuckel! Auch diese Übung wiederholen Sie mehrere Male ganz langsam und bewusst. Dann ziehen Sie beim Ausatmen das Steißbein in Richtung Schambein hoch und lassen es beim Einatmen wieder sinken. Zuletzt spannen Sie beim Ausatmen den Beckenboden an und ziehen gleichzeitig das Schambein Richtung Nabel. Bei dieser Bewegung schließen sich Scheide und After gleichzeitig, der gesamte Beckenboden ist angespannt. Lassen Sie die Spannung beim Einatmen allmählich wieder los. Später können Sie bei diesen Übungen die Fußknöchel kreuzen und beim Ausatmen zusätzlich die Außenkanten der Füße und die Oberschenkel fest gegeneinander pressen. Oder Sie machen die Übungen mal in der Bauchlage, mal im Vierfüßlerstand.

Sie bleiben auf dem Bauch liegen und legen Ihre angewinkelten Arme so neben den Kopf, dass die Hände etwa auf Höhe Ihres Gesichts liegen. Die Beine sind leicht gegrätscht. Drücken Sie nun beim Ausatmen die linke Hand und das rechte Bein fest gegen die Matratze und spannen den Beckenboden an. Lassen Sie die Spannung beim Einatmen los. Beim nächsten Ausatmen sind die rechte Hand und das linke Bein an der Reihe.

Nun gehen Sie auf Knien und Ellenbogen in den Vierfüßlerstand. Stellen Sie sich vor, mit Ihrem Beckenboden hielten Sie einen Pinsel fest. „Malen" Sie damit zunächst große Kreise an die Wand hinter Ihnen. Dabei atmen Sie ruhig und gleichmäßig weiter. Damit Sie vor lauter Konzentration nicht die Luft anhalten, können Sie auch ein Lied vor sich hin summen. Dann machen Sie eine kleine

Pause und entspannen den Beckenboden, bevor Sie den Pinsel wieder ergreifen und nun senkrechte Striche malen. Wieder eine Pause, dann waagerechte Striche ziehen. Nach einer weiteren Pause „signieren" Sie Ihr Kunstwerk: „Pinseln" Sie Ihren Namen darunter …

Bleiben Sie im Vierfüßlerstand und stellen Sie sich vor, Ihnen wäre über Nacht ein Schwänzchen gewachsen. Wedeln Sie eine Weile damit und atmen Sie dabei gleichmäßig weiter. Zum Abschluss legen Sie sich noch einmal bäuchlings hin und atmen ein paarmal bewusst gegen Ihr kleines Kissen an.

Wenn Sie Ihren Beckenboden wieder spüren und kontrolliert an- und entspannen können, ist es ein Leichtes, ihn über den Tag verteilt immer wieder zu trainieren. Wann immer Sie daran denken, spannen Sie ihn beim Ausatmen kurz an und lassen beim Einatmen wieder locker. Vielleicht hilft es Ihnen, sich vorzustellen, dass Sie mit Ihrem Beckenboden zwischendurch rasch zwinkern. Ähnlich leicht und mühelos wie diese Blinzelbewegung sollte das Anspannen des Beckenbodens mit der Zeit für Sie sein.

Was kann ich tun, um meinen Beckenboden zu schonen?

Vermeiden Sie, vor allem in den ersten Monaten nach der Geburt, unnötige Belastungen des Beckenbodens. In den ersten drei Monaten nach der Geburt sollten Sie möglichst nichts, was schwerer als Ihr Kind ist, tragen oder heben. Bei diesen Bewegungen wird der Beckenboden nach unten gedrückt und so daran gehindert, sich wieder zu festigen. Packen Sie Ihr Kind nach Möglichkeit in ein Tragetuch: So stellen Sie den beruhigenden Körperkontakt sicher und schonen gleichzeitig den Beckenboden. Beim Stehen und Sitzen, Heben und Tragen sollten Sie immer darauf achten, dass Ihr Becken aufgerichtet ist: Ziehen Sie in Gedanken das Schambein ein wenig Richtung Nabel hoch. Im Stehen können Sie sich vorstellen, Sie stützten sich nach hinten auf einen kräftigen Schwanz oder ein drittes Bein. Dann nehmen Sie automatisch die richtige Haltung ein.

Wenn Sie etwas heben wollen, spannen Sie vorher bewusst den Beckenboden an. Das gilt auch beim Husten oder Niesen. Manchen Frauen hilft es, sich den Beckenboden wie eine Hand vorzustellen, die sie bei besonderen Belastungen von unten umfasst und stützt. Halten Sie beim Heben nicht die Luft an, damit das Zwerchfell nicht zusätzlich auf den Beckenboden drückt. Atmen Sie während der Belastung, also zum Beispiel beim Anheben, kräftig aus. Üben Sie diesen Ablauf, bis er Ihnen in Fleisch und Blut übergeht: Erst anspannen, dann beim Ausatmen belasten – egal ob Sie Ihr Kind aus dem Bett, einen Einkaufskorb aus dem Kofferraum oder nur ein Handtuch vom Boden aufheben. Auch vor jedem Aufstehen sollten Sie den Beckenboden bewusst anspannen und beim Hochkommen ausatmen.

Was tun, wenn man auch zwei Monate nach der Geburt Probleme hat?

Ganz wichtig: Finden Sie sich nicht damit ab! Erkundigen Sie sich nach einem speziellen Kurs für Beckenbodengymnastik. Ihr Gynäkologe, Ihre Hebamme oder auch Ihre Krankenkasse können Ihnen bei der Suche nach einem geeigneten Angebot helfen. Oder lassen Sie sich von einer Krankengymnastin oder der Leiterin Ihres Rückbildungskurses darüber informieren, welche Beckenbodenübungen Sie täglich trainieren sollten und welche Sie besser noch für eine Weile weglassen. Die empfohlenen Übungen sollten Sie wirklich täglich durchführen, bis eine Besserung Ihrer Beschwerden eingetreten ist, und auch danach noch mehrmals pro Woche, um den Erfolg nicht zu gefährden.

Wie kommt mein Bauch wieder in Form?

Solange Ihr Beckenboden nicht wieder gekräftigt ist, sollten Sie sich mit dem Bauchmuskeltraining zurückhalten. Sie können aber schon früh damit anfangen, Ihren Bauch sanft zu massieren. Legen Sie sich zunächst bequem auf den Rücken, vielleicht mit einer Kissenrolle unter den Knien. Legen Sie dann beide Handflächen unterhalb der Rippen auf den Bauch, die Fingerspitzen zeigen zueinander. Beim Ausatmen streichen Sie mit beiden Händen den Bauch entlang bis zum Schambein und führen sie beim Einatmen ohne Druck in die Ausgangsposition zurück. Mehrmals wiederholen. Dann legen Sie die Hände am unteren Rippenbogen seitlich an den Körper. Die Fingerspitzen zeigen schräg nach unten in Richtung Ihres Schambeins. Beim Ausatmen schieben Sie die Hände mit sanftem Druck schräg nach unten, bis sich die Fingerspitzen über dem Schambein treffen. Beim Einatmen gleiten die Hände ohne Druck in die Ausgangsposition zurück.

Dann bringen Sie sich mithilfe einiger Kissen in eine halb liegende, halb sitzende Position. Machen Sie es sich bequem und legen Sie dann die eine Hand oberhalb, die andere unterhalb des Nabels auf den Bauch. Atmen Sie nun ein paarmal bewusst gegen das Gewicht Ihrer Hände an. Wenn Sie mögen, können Sie mit den Händen auch sanften Druck ausüben.

Nun fahren beide Hände etwa zehnmal im Uhrzeigersinn mit sanft streichenden Bewegungen um den Nabel. Dabei können Sie in jeder Runde den Druck ein wenig erhöhen. Anschließend streichen Sie mit beiden Händen abwechselnd von den Seiten und von oben und unten hin zum Nabel. Stellen Sie sich vor, jemand habe Ihnen einen Strohstern auf den Bauch gemalt, den Sie nun wegwischen wollen. Als Nächstes legen Sie die rechte Hand links an Ihre Taille, die linke an die rechte Körperhälfte. Das sieht aus, als wollten Sie sich selbst umarmen. Ziehen Sie nun ein paarmal immer abwechselnd die eine und die andere Seite zur Körpermitte hin.

Nun folgt eine Knetmassage: Sie beginnen auf der rechten Seite unterhalb der Rippen. Dort kneifen Sie mit den Daumen und Fingerspitzen ein „Röllchen" und lassen es mit knetenden Bewegungen den Bauch hinunterwandern, bis Sie am Becken ankommen. Für das nächste „Röllchen" setzen Sie ein bisschen weiter zur Mitte hin an. So kneten Sie nach und nach die gesamte Bauchdecke behutsam durch. Zum Abschluss der Massage streichen Sie den Bauch noch einmal im Uhrzeigersinn um den Nabel herum aus.

Aufbauend darauf können Sie die Bauchmuskeln sanft trainieren: Legen Sie sich bequem auf den Rücken. Alle Bauchmuskelübungen finden in der Ausatmung statt. Atmen Sie ein und stellen Sie sich vor, auf Ihrem Bauchnabel läge ein voll gesogener Schwamm, den Sie mit Ihren Bauchmuskeln ausdrücken wollen. Spannen Sie die Muskeln sanft an und lösen Sie die Spannung in der Ausatmung. Wiederholen Sie die kleine Übung mehrmals – die Intensität bestimmen Sie selbst. Bei dieser Übung wird Ihr Beckenboden automatisch leicht tonisiert.

Um die schräge Bauchmuskulatur zu kräftigen, gehen Sie folgendermaßen vor: Einatmen, Bauchspannung wie oben aufbauen, dann drücken Sie den rechten Arm und das linke Bein fest in die Unterlage. Spannung beim Ausatmen lösen. Mehrmals wiederholen und dann mit dem linken Arm und dem rechten Bein den Druck aufbauen.

Wenn Ihr Beckenboden wieder gekräftigt ist, können Sie Übungen für die Bauchmuskulatur in Ihr Trainingsprogramm aufnehmen. Achten Sie darauf, dass nicht nur die senkrechte, sondern auch die schräge Bauchmuskulatur gekräftigt wird. Sie hält Ihren Körper wie ein Korsett. Wird sie kräftig trainiert, trägt das auch dazu bei, den durch die Schwangerschaft entstandenen Spalt zwischen den geraden Bauchmuskeln wieder zu schließen.

Die schräge Bauchmuskulatur wird zum Beispiel bei der folgenden Übung beansprucht: Sie liegen auf dem Rücken und haben die Beine ausgestreckt. Die Arme legen Sie in Schulterhöhe ausgebreitet neben sich und winkeln sie dann nach oben an, sodass die Unterarme rechts und links von Ihrem Kopf liegen. Beim Ausatmen drücken Sie nun die Handrücken und die Ellenbogen fest gegen die Matte und gleichzeitig Ihr Kinn Richtung Brust. Halten Sie die Spannung und heben nun das eine Bein etwa zehn Zentimeter von den Matte hoch. Halten Sie die Spannung, so lange Sie können, und lösen Sie sie mit dem Einatmen. Beide Beine mehrmals im Wechsel.

Welche Übungen sollte ich zur Rückbildung machen?

Wie wichtig die Rückbildungsgymnastik für Ihr Wohlbefinden ist, wurde im vorigen Kapitel ausführlich beschrieben. Daraus sollten Sie dennoch keinen Leistungsdruck ableiten. Üben Sie, sooft Sie können und mögen – das tut Ihnen gut. Zwingen Sie sich aber nicht zum Training, wenn Sie sich unwohl fühlen, Schmerzen haben oder einfach nicht in der Stimmung sind. Neben dem körperlichen sollten Sie Ihr seelisches Wohlergehen nicht vernachlässigen. Ideal ist es, wenn Sie beides miteinander kombinieren können: Probieren Sie einmal aus, ob sich Ihr Gymnastikprogramm nicht mit einem Baby-Schmusestündchen kombinieren lässt.

Bei manchen Übungen kann Ihr Baby mitmachen, bei anderen neben Ihnen im Bett oder auf der Gymnastikmatte liegen. So bekommt es die nötige Nestwärme und hat beruhigenden Blickkontakt zu Ihnen, während Sie gleichzeitig etwas für sich selbst tun. Und wenn Sie beim bewussten Ein- und Ausatmen die Backen aufpusten und vielleicht sogar lustige Töne machen, wird Ihr Baby Sie bei den gemeinsamen Turnstunden sicher bald mit fröhlichem Gegluckse anfeuern...

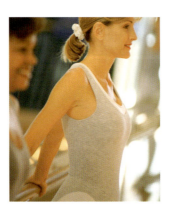 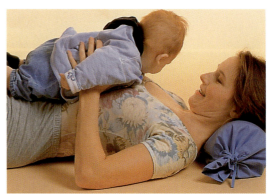

Den Kreislauf anregen im frühen Wochenbett
Sie liegen entspannt auf dem Rücken, Arme und Beine sind leicht gespreizt. Die Füße liegen leicht erhöht auf einem Kissen oder einer Rolle. Nun beugen und strecken Sie die Fußgelenke kräftig, mal gegenläufig, mal gleichzeitig. Anschließend lassen Sie Ihre Füße kreisen, von innen nach außen und umgekehrt, mal gegenläufig, mal synchron.

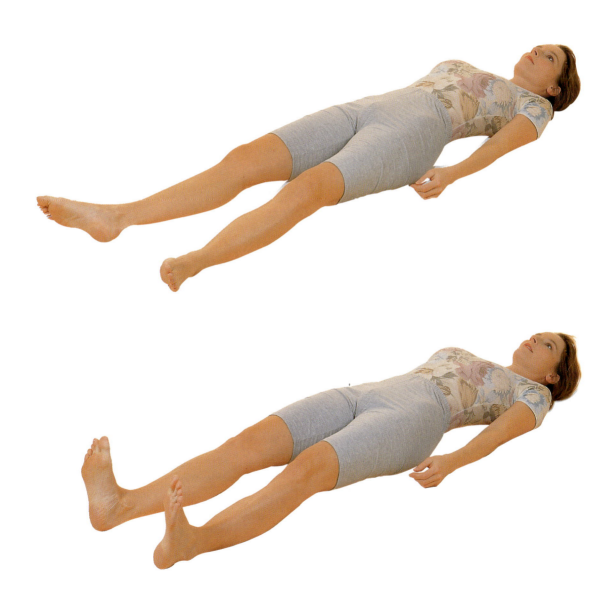

Sie liegen mit aufgestellten Beinen auf dem Rücken. Die Fußsohlen liegen flach auf. Mit dem Einatmen ziehen Sie die Füße Richtung Po und strecken die Arme über den Kopf. Rücken und Kopf bleiben dabei flach liegen. Beim Ausatmen führen Sie die Arme wieder zurück.

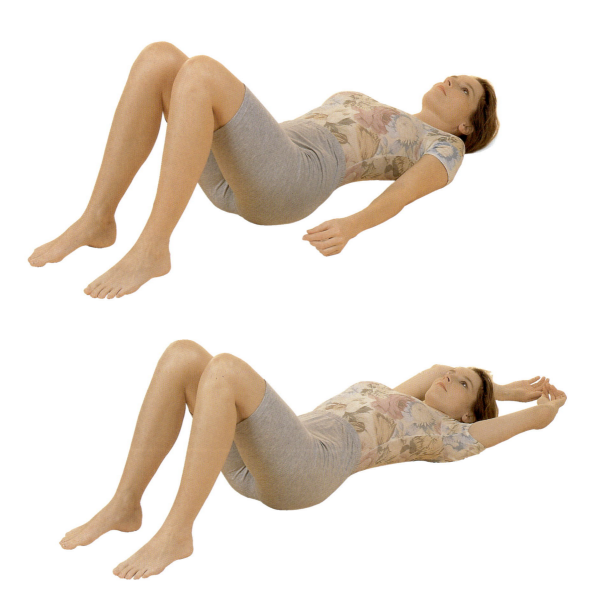

Für den Beckenboden
Sie liegen mit aufgestellten Beinen auf dem Rücken und klemmen ein Kissen zwischen die Knie. Nun drücken Sie das Kissen zwischen den Knien fest zusammen und zählen langsam bis fünf, bevor Sie die Spannung wieder lösen. Mehrmals wiederholen. Anschließend drücken Sie mit dem Ausatmen die Fersen gegen den Boden und spannen den Beckenboden an, indem Sie After und Scheide nach innen und oben ziehen. Mit dem Einatmen die Spannung langsam wieder lösen. Mehrmals wiederholen.

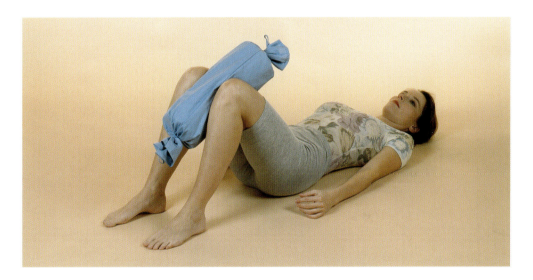

Sie liegen mit aufgestellten Beinen auf dem Rücken und umfassen mit den Händen Ihre Knie. Beim Ausatmen heben Sie den Kopf an und ziehen gleichzeitig beide Knie zum Bauch hin. Mit dem Einatmen lassen Sie Kopf und Beine wieder sinken.

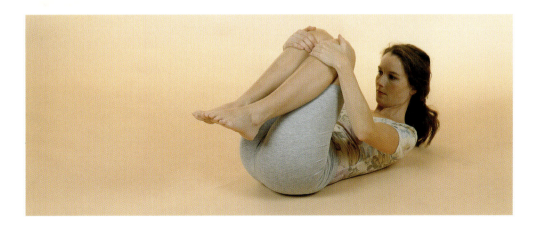

Sie liegen auf dem Rücken, die Knie sind angewinkelt. Beim Ausatmen heben Sie den Kopf an, die Schultern bleiben am Boden. Gleichzeitig klemmen Sie die Handflächen zwischen die Oberschenkel. Beim Einatmen Spannung wieder lösen (einige Male wiederholen).

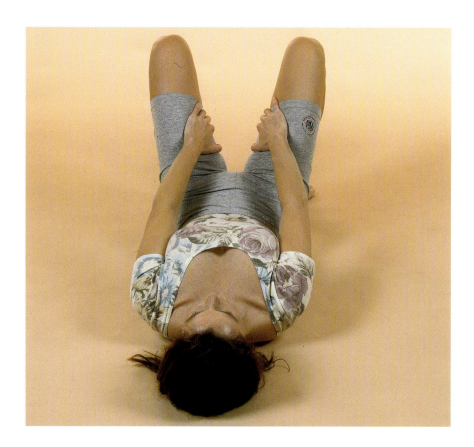

Training für die schräge Bauchmuskulatur

Sie liegen auf dem Rücken, die Beine sind angewinkelt, die Füße stehen etwa schulterbreit auseinander. Mit dem Ausatmen bauen Sie erst die Bauchspannung auf und dann heben Sie Kopf und Schultern und fassen mit der rechten Hand an Ihr linkes Knie. Dabei werden Bauch und Po mit angespannt. Mit dem Einatmen sinken Sie in die Ausgangsposition zurück und entspannen die Muskeln. Beim nächsten Ausatmen führen Sie Ihre linke Hand an Ihr rechtes Knie. Mehrmals wechseln.

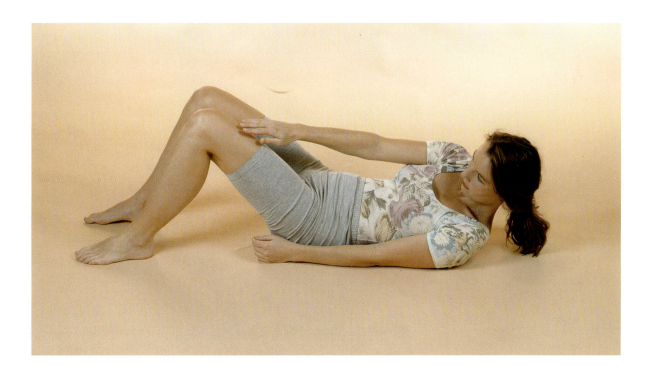

Sie liegen auf dem Rücken, die Beine sind angewinkelt. Ihre Arme sind seitlich waagerecht ausgestreckt. Nun heben Sie die Beine nacheinander an und führen über Ihrem Körper die Knie zusammen. Neigen Sie die geschlossenen, angewinkelten Beine nun einige Male abwechselnd zur einen und zur anderen Seite. Der Rücken bleibt dabei flach auf dem Boden. Danach die Füße nacheinander wieder aufsetzen.

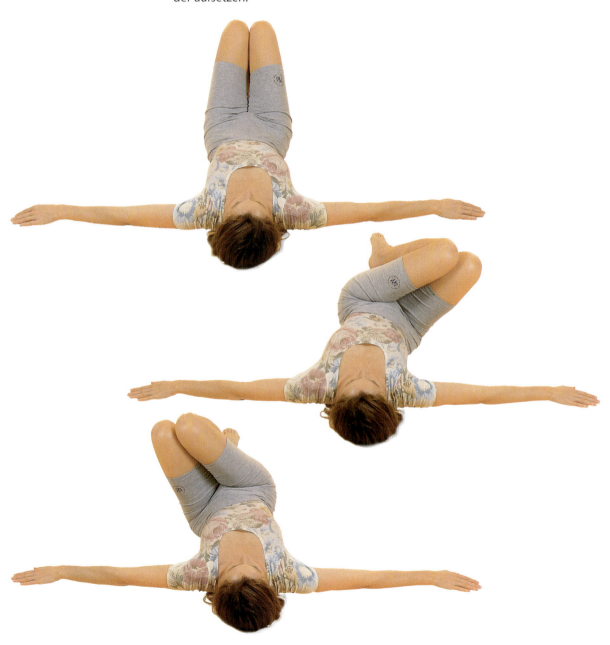

Sie liegen mit aufgestellten Beinen auf dem Rücken. Die Hände sind hinter Ihrem Kopf verschränkt. Beim Ausatmen drehen Sie den Kopf nach rechts und führen den linken Ellenbogen und das rechte Knie aufeinander zu. Beim Einatmen führen Sie die gegenläufige Bewegung aus. Mehrmals wiederholen.

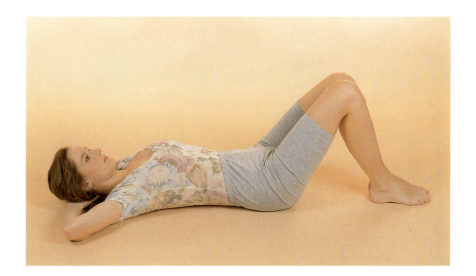

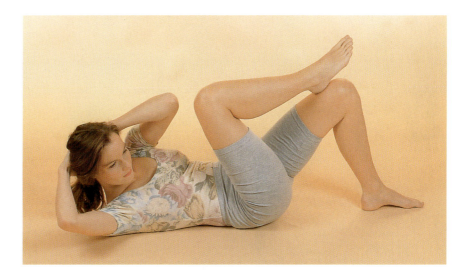

Sie liegen bäuchlings auf einem Kissen, die Stirn berührt den Boden. Die Hände legen Sie mit den Handflächen nach oben auf den Rücken. Beim Einatmen strecken Sie die Hände und heben sie an. Die Stirn bleibt dabei am Boden. Beim Ausatmen lassen Sie die Hände wieder sinken.

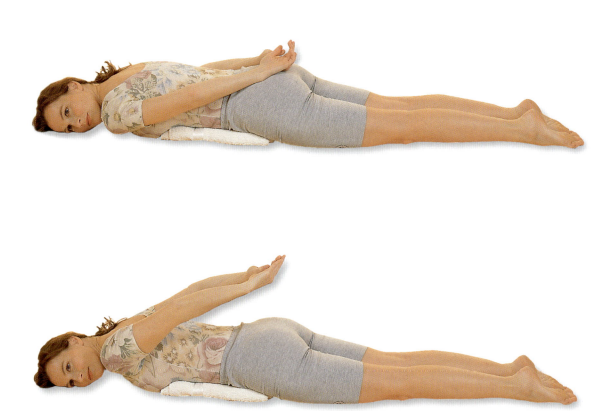

Beim Aufstehen den Beckenboden schonen

Sie sitzen mit geradem Rücken und aufgerichtetem Kopf. Die Hände stützen Sie seitlich rechts und links neben Ihrem Po auf. Die Füße setzen Sie möglichst nah vor sich auf, denn beim Aufstehen soll der Großteil Ihres Gewichts zunächst auf der vorderen Hälfte der Füße ruhen. Spannen Sie jetzt den Beckenboden und die Pomuskeln an. Dann stoßen Sie sich mit den Händen ab und kommen mit geradem Rücken in den Stand.

Den Beckenboden aufbauen

Sie sitzen aufrecht auf einem Hocker. Die Arme hängen seitlich herab, die Handflächen zeigen nach hinten. Beim Ausatmen spannen Sie den Beckenboden an und führen gleichzeitig die Arme nach hinten. Beim Einatmen bringen Sie die ausgestreckten Arme mit Schwung über den Kopf. Dabei halten Sie die Spannung im Beckenboden aufrecht und den Rücken gerade. Die Arme noch zweimal hinauf- und hinunterführen, dabei die Spannung im Beckenboden halten. Erst dann lockerlassen.

Anschließend führen Sie die Arme beim Ausatmen nach hinten (dabei Beckenboden anspannen), beim Einatmen nach oben (Spannung halten), dann beide Arme auf eine Seite des Körpers. Beim nächsten Ausatmen drehen Sie den Oberkörper (nicht die Hüfte!) und schieben beide Arme etwas nach hinten. Zweimal wiederholen, dabei die Spannung im Beckenboden halten. Dann mit der anderen Seite wiederholen.

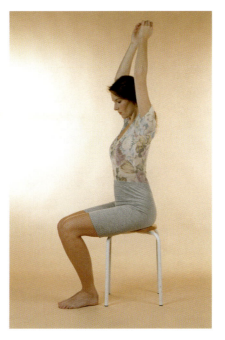
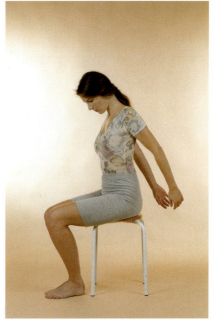

Den Beckenboden trainieren

Sie sitzen aufrecht auf einem Hocker, die Arme sind seitlich auf Schulterhöhe gestreckt, Handflächen nach oben. Mit dem Einatmen drehen Sie den Oberkörper nach links und folgen mit den Augen der linken Hand. In der Drehbewegung spannen Sie den Beckenboden an. Beim Zurückdrehen in die Ausgangsposition kehren Sie die Handflächen nach unten, neigen den Kopf nach vorn und erhöhen mit dem Ausatmen die Spannung. Dann zur anderen Seite drehen, dabei die Spannung halten und bei der Rückkehr in die Ausgangsposition wieder erhöhen. Mehrmals in beide Richtungen, dann loslassen und entspannen.

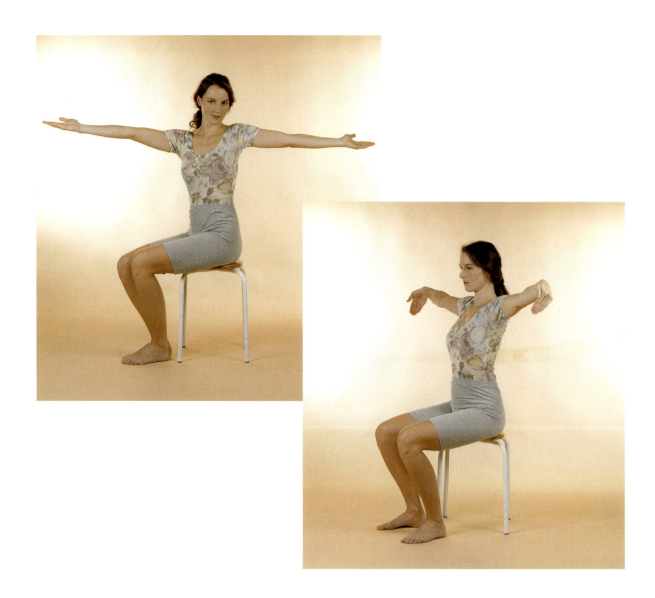

Beckenbodengymnastik

Sie sitzen aufrecht auf einem Hocker, die Arme sind seitlich auf Schulterhöhe ausgestreckt. Beim Einatmen spannen Sie den Beckenboden an. Dann verschränken Sie zügig die Arme in Schulterhöhe und legen den Kopf auf die Unterarme. In dieser Haltung atmen Sie langsam aus und erhöhen dabei die Spannung im Beckenboden so, als ob er in Richtung Ihres Gesichts gezogen würde. Während Sie die Arme schwungvoll wieder ausbreiten und den Rücken aufrichten, halten Sie die Spannung im Beckenboden und erhöhen Sie beim Einatmen weiter. Mehrmals wiederholen, dabei die Spannung halten, dann loslassen und entspannen.

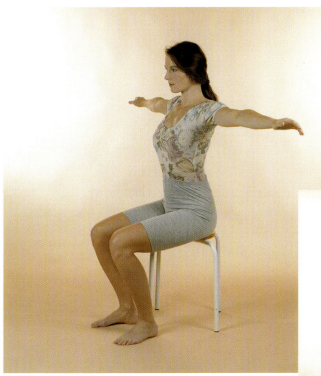
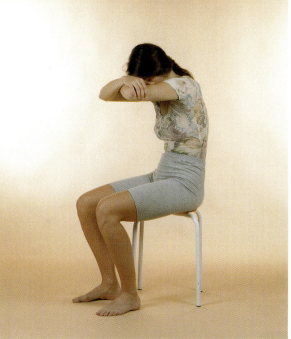

Sie sitzen im Schneidersitz und führen mit ausgestreckten Armen die Handflächen über dem Kopf zusammen. Nun neigen Sie mit aufrechtem Rücken den Oberkörper von einer Seite zur anderen und atmen dabei ruhig und gleichmäßig. Achten Sie dabei auf einen leicht angespannten Beckenboden!

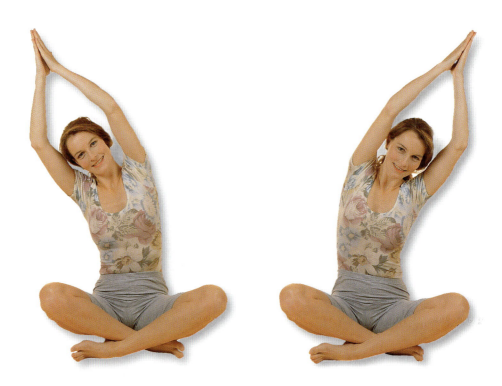

Sie lassen sich in den Vierfüßlerstand nieder. Beim Einatmen heben Sie den Kopf, ohne dabei ins Hohlkreuz zu gehen. Beim Ausatmen lassen Sie den Kopf zwischen die Arme sinken und runden den Rücken zum Katzenbuckel. Mehrmals wiederholen, dabei gleichmäßig durchatmen.

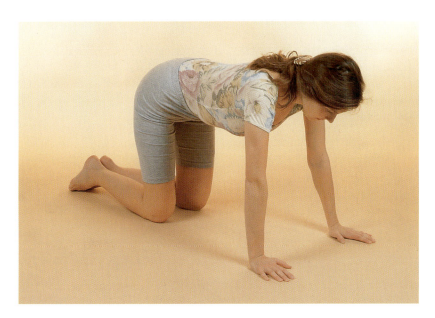

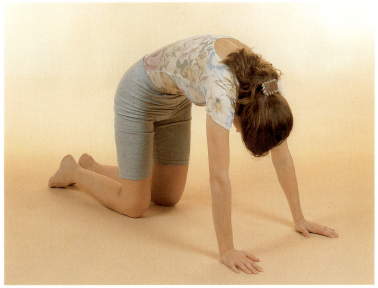

Sie stehen mit gegrätschten Beinen, ein Knie ist ein wenig gebeugt. Nun beugen Sie den Oberkörper aus der Hüfte nach vorn und lassen die Arme entspannt baumeln. Die Fingerspitzen sollten etwa in Höhe Ihrer Knöchel hin und her schwingen. Anschließend schwingen Sie die Arme vor und zurück und überkreuzen die Handgelenke beim Vorschwingen jedes Mal vor Ihrem Kopf.

Sie stehen mit gegrätschten Beinen, die Fußspitzen sind leicht auswärts gesetzt. Beim Ausatmen versuchen Sie, mit der rechten Hand den linken Knöchel zu berühren. Beim Einatmen richten Sie sich wieder auf und mit dem nächsten Ausatmen führen Sie die linke Hand zum rechten Knöchel. Mehrmals im Wechsel wiederholen.

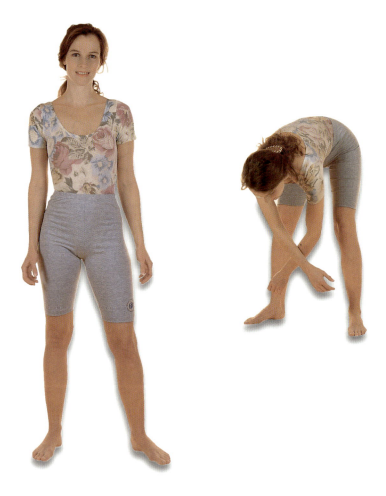

Die Durchblutung im Becken anregen

Wenn Sie einen schwachen Beckenboden haben, sollten Sie auf diese Übung verzichten. Das gilt auch, wenn Ihre Entbindung weniger als ein Vierteljahr zurückliegt. Diese Übung können Sie sehr gut zu flotter Musik absolvieren.

Sie stehen in aufrechter Haltung, die Füße etwa schulterbreit auseinander. Die Arme hängen seitlich herab. Im Takt der Musik ziehen Sie die Hüfte schnell und kraftvoll nach rechts, links, vorn oder hinten und spannen dabei ebenso rasch den Beckenboden an. Die Hände schließen sich gleichzeitig zu Fäusten und schwingen in die gleiche Richtung wie die Hüfte. Dann kehren Sie in die Ausgangsposition zurück und entspannen dabei. Die Anspannung wird sehr rasch und kraftvoll ausgeführt und dauert, ebenso wie die Entspannung, jeweils nur etwa eine Sekunde.

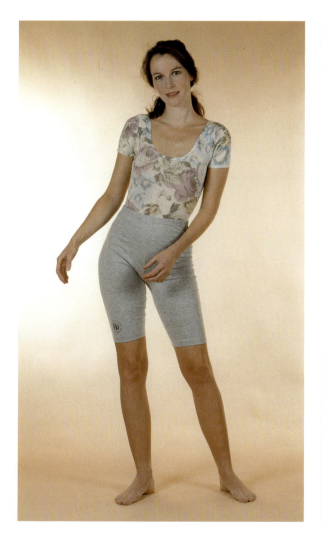
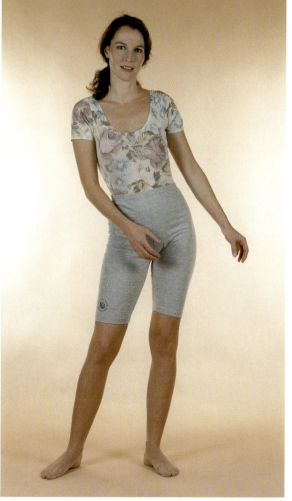

Brustmuskel kräftigen

Sie knien im Vierfüßlerstand, der Rücken ist gerade. Nun fassen Sie mit der rechten Hand hinter Ihrem linken Arm hindurch von außen an Ihre linke Schulter. Dabei wird Ihr Busen leicht zusammengeschoben. Lassen Sie die Schulter los und führen Sie die Hand in einer großen Kreisbewegung seitlich, so hoch Sie können. Verweilen Sie für einige Atemzüge in dieser Haltung und führen Sie die Hand dann wieder an die Schulter zurück. Mehrmals wiederholen, dann die Seite wechseln.

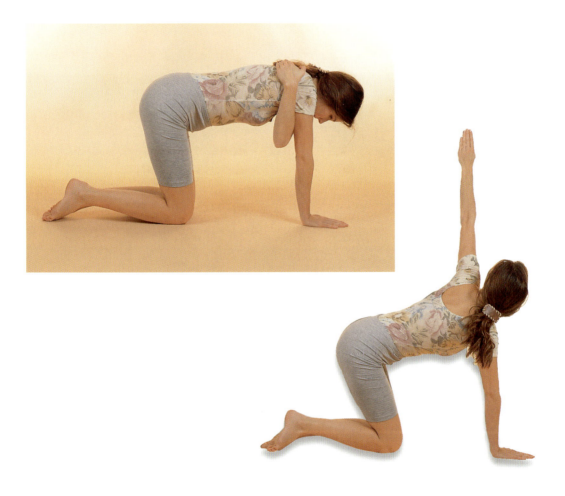

Sie knien im Vierfüßlerstand. Beim Ausatmen ziehen Sie das linke Knie an Ihren Bauch und senken den Kopf zwischen die Arme. Beim Einatmen lassen Sie das Knie wieder sinken und nehmen den Kopf hoch, sodass er mit dem Rücken eine gerade Linie bildet. Mehrmals wiederholen, dabei immer abwechselnd das rechte und das linke Knie hochziehen.

Dann bewegen Sie beim Ausatmen die Spitze Ihres rechten Beckenknochens auf die Rippen zu und schauen dabei auf Ihre rechte Hüfte. Beim Einatmen kehren Sie in die Ausgangsposition zurück. Beide Seiten mehrmals abwechseln.

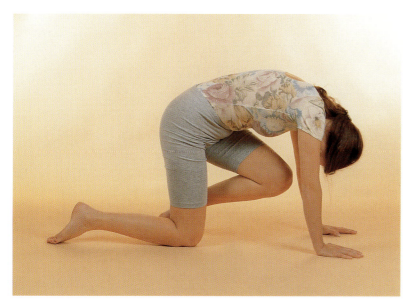

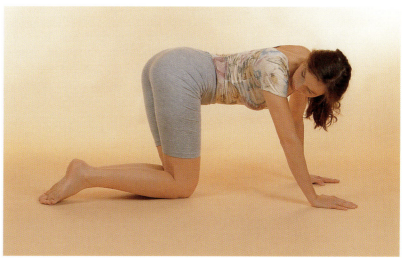

Training für Bauch und Beckenboden
Sie stehen im Vierfüßlerstand, der Rücken ist gerade. Beim Ausatmen heben Sie das rechte Knie und die linke Hand von der Unterlage und führen Knie und Ellenbogen unter dem Bauch zusammen. Dabei spannen Sie die Bauch- und Beckenbodenmuskulatur bewusst an. Beim Einatmen kehren Sie in die Ausgangsposition zurück. Beim nächsten Ausatmen führen Sie das linke Knie und den rechten Ellenbogen zueinander. Beide Seiten mehrmals im Wechsel.

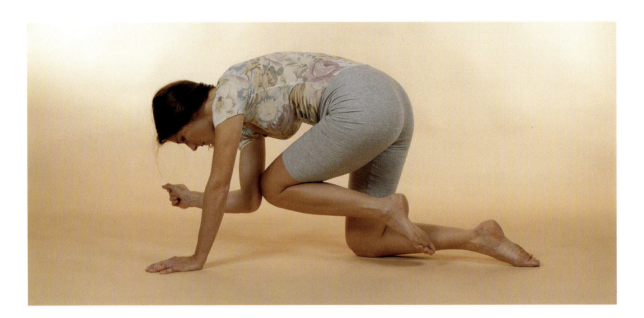

Für Bauch, Beckenboden und Po
Sie beugen sich aus dem Kniestand nach vorn und legen die Stirn auf die verschränkten Unterarme. Beim Ausatmen strecken Sie das linke Bein schräg nach hinten und oben, bis es mit dem Rücken eine gerade Linie bildet. Den Fuß ziehen Sie dabei an, als ob Sie mit den Zehen das Schienbein berühren wollten. Auch Beckenboden, Bauchmuskeln und Po werden kräftig angespannt. Halten Sie die Spannung einen Moment. Beim Einatmen lösen Sie die Spannung allmählich und lassen das Bein langsam sinken. Mit beiden Beinen mehrmals im Wechsel.

Sie liegen auf dem Rücken, die Beine sind angewinkelt. Die Füße stehen etwas mehr als schulterbreit auseinander. Nun legen Sie Ihre Hände auf die Innenseite der Oberschenkel. Beim Ausatmen versuchen Sie, die Knie zusammenzubringen und drücken gleichzeitig mit den Händen die Oberschenkel auseinander. Dabei spannen Sie Bauch und Beckenboden kräftig an. Beim Einatmen lassen Sie die Knie wieder auseinander sinken. Mehrmals wiederholen.

Nun ziehen Sie die Beine an und legen die Fußspitzen aneinander. Die Hände liegen auf der Außenseite der leicht gegrätschten Knie. Beim Ausatmen versuchen Sie, die Knie gegen den Widerstand der Hände zu weiten. Beim Einatmen lassen Sie wieder locker.

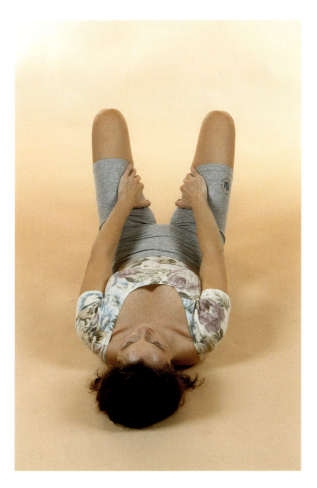
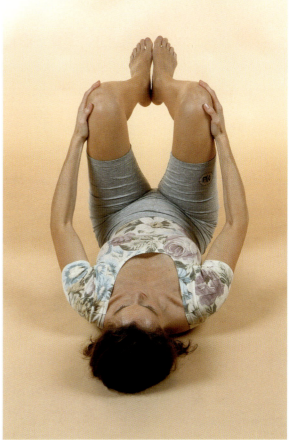

Zur Kräftigung der Bauchmuskulatur
Sie liegen auf dem Rücken, ein festes Keilkissen unterstützt Ihre Kreuzregion. Nun ziehen Sie die geschlossenen Beine an den Körper heran und strecken sie senkrecht in die Luft. Dabei spannen Sie Bauch und Beckenboden an. Jetzt winkeln Sie ein Bein an und ziehen das Knie mit beiden Händen kräftig zum Körper hin. Das andere Bein bleibt gestreckt und wird in Richtung Boden gesenkt, bis es in der Waagerechten ist. Legen Sie das Bein nicht ab! Während Sie das Bein absenken, atmen Sie aus und verlagern gleichzeitig die Anspannung des Beckenbodens bewusst auf diese Seite. Anschließend beide Beine wieder zur „Kerze" strecken und die Bewegung in der entgegengesetzten Richtung ausführen. Mehrmals hintereinander.

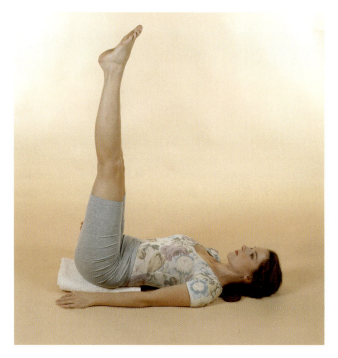

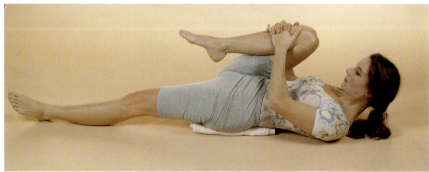

Nach einer Verschnaufpause legen Sie sich wieder in Rückenlage auf das Keilkissen. Die Beine sind über dem Körper angewinkelt. Nun ziehen Sie beim Ausatmen die Beine mit Schwung an den Oberkörper heran, sodass sich Ihr Po vom Keilkissen hebt. Dabei spannen Sie Bauch und Beckenboden an. In der Luft drehen Sie den Po so, dass Sie jetzt mit einer Hüfte seitlich auf dem Kissen liegen. Der Oberkörper dreht sich dabei nicht mit. Strecken Sie beide Beine jetzt einmal parallel zum Boden aus und winkeln sie gleich wieder an. Einatmen und die Spannung im Beckenboden halten. Dann ziehen Sie die Beine wieder mit so viel Schwung an den Oberkörper, dass Sie sich von der einen auf die andere Hüfte drehen. Dabei wieder ausatmen. Mehrmals wiederholen.

Zur Kräftigung von Bauch, Rücken und Beckenboden
Diese Übung sollten Sie erst machen, wenn Ihr Beckenboden schon wieder gut in Form ist. Ist er noch schwach oder leiden Sie unter Rückenproblemen, lassen Sie sie lieber sein.
Sie sitzen auf dem Boden und umfangen mit beiden Armen Ihre Knie so, dass die Füße ein Stückchen über dem Boden schweben und Sie auf dem Po balancieren. Holen Sie Luft und spannen Sie dann beim Ausatmen den Beckenboden etwas an. Dann strecken Sie gleichzeitig beide Arme zur Seite und die geschlossenen Beine nach unten aus. Dabei bleibt der Rücken gerade. Der Beckenboden ist fest angespannt und hilft Ihnen, das Gleichgewicht zu halten. Nun atmen Sie ein und spannen den Beckenboden dabei noch fester an. Kehren Sie dann in die Ausgangsposition zurück und atmen aus, ohne die Spannung loszulassen. Mehrmals wiederholen, dann entspannen und ausruhen.

Stärkt Bauch- und Rückenmuskeln

Mit dieser Übung sollten Sie frühestens vier Wochen nach der Geburt beginnen. Sie liegen auf dem Bauch, den Sie anfangs eventuell mit einem kleinen Kissen unterstützen. Beide Arme sind nach vorn gestreckt. Nun stellen Sie die Zehen auf und heben den Kopf und einen Arm leicht an. Gleichzeitig spannen Sie den Beckenboden und die Bauchmuskeln an, sodass kein Hohlkreuz entsteht. Halten Sie die Spannung einige Sekunden, während Sie ausatmen. Dann lassen Sie sich in die Ausgangsposition zurücksinken und atmen dabei ein. Beide Seiten mehrmals im Wechsel, später auch beide Arme gleichzeitig anheben.

Diese Übung können Sie auch in abgewandelter Form trainieren: Ein Arm ist über dem Kopf ausgestreckt, der andere liegt parallel zum Körper. Dann heben Sie beim Ausatmen, gleichzeitig mit dem Anspannen der Muskulatur in Becken und Bauch, beide Arme ein wenig an und strecken sie dann noch etwas mehr nach oben bzw. unten. Mehrmals im Wechsel wiederholen.

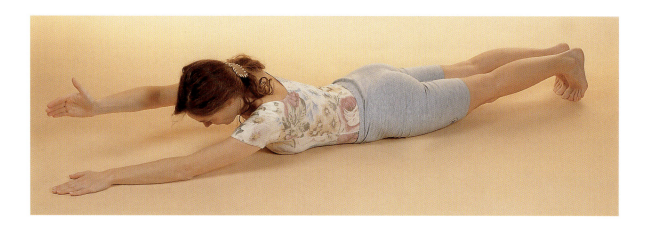

Für Bauch und Rücken
Sie liegen bäuchlings auf einer festen Unterlage, die Hände hinter dem Kopf verschränkt. Nun drücken Sie die Fußrücken fest gegen die Unterlage, spannen Bauch und Beckenboden an und heben gleichzeitig die Ellenbogen vom Boden ab. Dabei ausatmen. Halten Sie die Spannung eine Weile und kehren Sie beim Einatmen in die Ausgangsposition zurück.

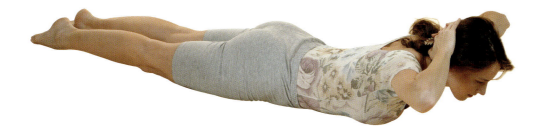

Das kräftigt die Brustmuskeln!
Die nachfolgenden Übungen stärken die Brustmuskulatur, die während der Stillzeit das Gewicht des schwereren Busens tragen muss. Wenn Ihre Brust sehr schwer und empfindlich ist, üben Sie am besten gleich nach dem Stillen und spannen die Muskeln nur ein wenig an. Nach dem Abstillen können Sie dann kräftiger trainieren. Sie stehen oder sitzen jeweils mit aufrechtem Rücken. Beim Ausatmen bauen Sie die Anspannung auf, halten sie, solange Sie können, und lösen Sie mit dem Einatmen langsam wieder. Jede Übung wird mehrmals wiederholt. Zwischen und nach den Übungen schütteln Sie die Hände und Arme gut aus.

Die Arme sind in Schulterhöhe angewinkelt. Nun legen Sie die Unterarme und Handflächen aneinander. Beim Ausatmen drücken Sie mit der linken Hand die rechte kräftig zur Seite, setzen der schiebenden Hand aber mit der anderen spürbaren Widerstand entgegen. Beim Einatmen lösen Sie die Spannung. Beim nächsten Ausatmen drücken Sie zur anderen Seite. Schieben Sie die Hände hin und her und auch in der Diagonalen.

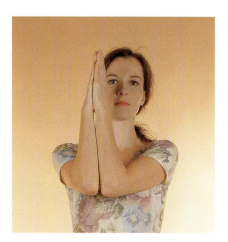

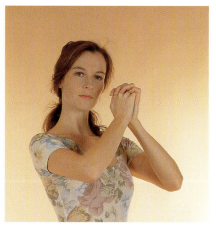

Winkeln Sie die Arme in Schulterhöhe an und verschränken Sie die Hände. Pressen Sie dann die Handballen mit aller Kraft zusammen, als wollten Sie eine Nuss dazwischen knacken. Spannung halten und beim Einatmen langsam loslassen. Mehrmals wiederholen.

Legen Sie die Handflächen vor der Brust zusammen und kippen die Hände so nach vorn, dass die Fingerspitzen von Ihnen weg zeigen. Dann pressen Sie die Handflächen fest gegeneinander und schieben die Hände gleichzeitig gegen einen imaginären Widerstand von sich weg. Halten, beim Einatmen lösen.

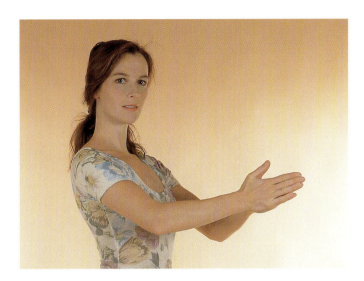

Nun heben Sie die Hände vor Ihr Gesicht und legen die Fingerspitzen gegeneinander. Beim Ausatmen pressen Sie die Fingerspitzen kräftig gegeneinander und heben gleichzeitig die Ellenbogen. Dabei spannen Sie die Muskeln so an, als versuchte Sie jemand daran zu hindern. Spannung halten, dann lösen.

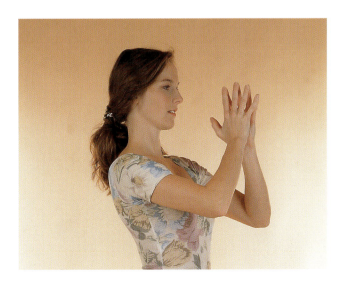

Turnspaß mit Ihrem Baby

Diese Übungen werden Ihnen sicher den größten Spaß machen! Sie können mit Ihrem Knirps gemeinsam turnen, sobald Ihr Baby einige Wochen alt ist.

Legen Sie sich mit angewinkelten Beinen auf den Rücken. Die Fußsohlen stehen flach auf dem Boden. Nun legen Sie Ihr Baby bäuchlings auf Ihren Bauch. Beim Ausatmen fassen Sie es mit beiden Händen um den Oberkörper und stemmen es so in die Höhe, dass es wie ein kleines Flugzeug über Ihnen schwebt. Dabei spannen Sie die Muskulatur in Bauch, Becken und Po an und heben den Po ein wenig von der Matte. Mit dem Einatmen lassen Sie die Spannung langsam los, senken das Becken zurück auf die Unterlage und lassen Ihr „Baby-Flugzeug" wohlbehalten auf Ihrem Bauch landen.

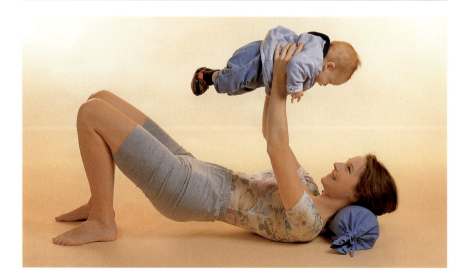

Hat Ihr Baby genug vom Fliegen, setzen Sie sich mit angewinkelten Beinen hin und stützen die Arme hinter dem Po auf den Boden. Ihr Baby sitzt auf Ihrem Schoß und ist durch Ihre Oberschenkel abgestützt. Während Sie ausatmen, spannen Sie Bauch, Becken und Po an und stemmen sich ein wenig von der Matte hoch. Halten Sie die Spannung für eine Weile und kehren Sie mit dem Einatmen in die Ausgangsposition zurück. Auch diese Übung können Sie so lange machen, wie Ihr Baby Spaß daran hat.

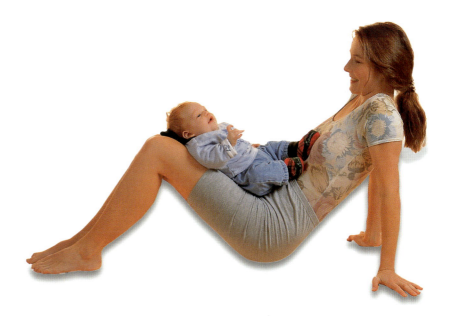

Register

Angst 18
Atemrhythmus 35
Atemübungen 13
Austreibungsphase 29
autogenes Training 19
Baby-Blues 101, 102
Basketball 11
Bauch 114, 134, 137, 139
Bauchmuskeln 138
Bauchmuskulatur 115, 121, 136
Bauchraum 44
Becken 47, 59, 60, 85, 131
Beckenboden 62, 109, 110, 119, 125-127, 134, 137
Beine 79
Blutdruck 16
Brustmuskeln 132, 140
Dammriss 20, 99
Dammschnitt 20, 99
Depression 18
Dick-Read, Dr. Grantly 22
Durchblutung 38, 131
Entspannung 19, 46, 66, 70, 71, 77, 90
Eröffnungsphase 27
Fußmassage 39, 91
Gebärmutter 97
Geburt 27-30
Geburtshaltungen 31, 32
Geburtsvorbereitungskurs 23-25
Gleitgel 104
Greising, Dr. Hans 22
Handball 11
Hände 40
Heben 14
Heultage 101
Hocken 61, 81
Hormonhaushalt 97
Hüften 88
Hygiene 98
Kaiserschnitt 99
Kleidung 12
Kopfschmerzen 92
Krampfadern 39
Kreislauf 117
Kreuzmassage 82, 84
Lamaze, Fernand 22
Leistengegend 48
Liegen 14, 68
Massage 16, 76, 89, 93, 94
Massieren 74, 75

Nachgeburtsphase 30
Nacken 57
Odent, Michel 22
Partner 26
Periode 9
Po 134
postpartale Depression 102
Radfahren 16
Rektusdiastase 105
Rückbildungsgymnastik 116-143
Rückbildungsgymnastik-Kurs 106, 107
Rücken 48, 53, 55, 57, 71, 73, 137, 139
Rücken entspannen 67
Rückenmuskeln 138
Rückenschmerzen 17, 56, 93
Schlafen 16
Schuhwerk 12
Schultermassage 72
Schultern 42-44, 54, 57, 79
Schwangerschaftsbeschwerden 16
Schwangerschafts-BH 12
Schwangerschaftsgymnastik 34-95
Schwangerschaftsstreifen 21
Schwangerschaftstest 9
Schwimmen 11, 16
Seitenlage 16
Sex 103, 104
Sitzen 14, 50
sitzend entspannen 67
Sport 11, 12
Stehen 14, 78
Stillen 97, 98
Stillhormone 103
Stillkissen 16
Stimmungstief 101
Stress 18
Stützstrumpfhosen 17
Tragen 14
Tragetuch 113
Übergangsphase 28
Verspannungen 37, 41
Verstopfung 17
Waden 80
Wadenkrämpfe 16, 58
Wassertreten 17
Wechselduschen 17
Wehen 64, 65, 82-84, 86
Wirbelsäule 52, 54
Wochenbett 100
Yoga 19
Zilgrei-Methode 22
Zillo, Adriana 22